《药品使用科学监管实用手册》系列丛书

抗体偶联药物

风险管理手册

中国药品监督管理研究会药品使用监管研究专业委员会◎组织编写

张艳华◎主编

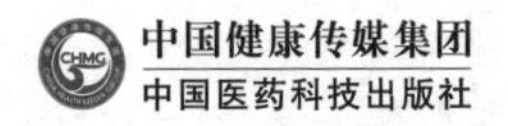

图书在版编目（CIP）数据

抗体偶联药物风险管理手册 / 张艳华主编；中国药品监督管理研究会药品使用监管研究专业委员会组织编写 . 北京：中国医药科技出版社，2025. 3. -- (《药品使用科学监管实用手册》系列丛书). -- ISBN 978-7-5214-5218-1

Ⅰ. R979.1-62

中国国家版本馆 CIP 数据核字第 2025TC4236 号

策划编辑 于海平 **责任编辑** 张 睿
美术编辑 陈君杞 **版式设计** 也 在

出版 **中国健康传媒集团** | 中国医药科技出版社
地址 北京市海淀区文慧园北路甲 22 号
邮编 100082
电话 发行：010-62227427 邮购：010-62236938
网址 www.cmstp.com
规格 787 × 1092 mm $^{1}/_{32}$
印张 7 $^{5}/_{8}$
字数 135 千字
版次 2025 年 3 月第 1 版
印次 2025 年 3 月第 1 次印刷
印刷 北京侨友印刷有限公司
经销 全国各地新华书店
书号 ISBN 978-7-5214-5218-1
定价 40.00 元

获取新书信息、投稿、为图书纠错，请扫码联系我们。

内容提要

本书为《药品使用科学监管实用手册》系列丛书之一，主要从抗体偶联药物的遴选、采购、贮存、临床使用管理，特殊患者使用管理，不良反应等方面阐述药品的信息、风险点、风险因素及管控措施等内容。

本书可供医师、药师和护师参考使用。

丛书编委会

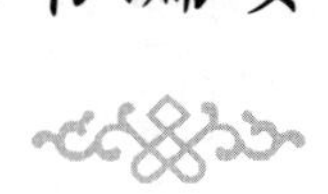

本书编委会

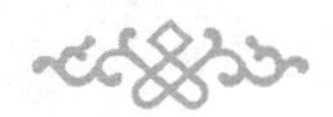

主　　编　张艳华

副 主 编　刘敬弢　尹　月

编　　委　（按姓氏笔画排序）

马　旭　平耀东　史　蕤　刘　红

李　然　李　潇　张关敏　赵冰清

焦园园

审　　稿　（按姓氏笔画排序）

马晶晶　王　冬　王　军　王文红

王荣梅　王晓娟　付桂英　白银亮

朱　岚　刘　菁　刘启兵　刘建芳

李惠平　杨　勇　杨　莉　杨云云

杨宏昕　杨建华　辛文秀　宋春莉

张　洁　张　莉　武　卓　欧阳华

周玉冰　赵培西　袁中珍　贾立华

夏　凡　唐欲博　黄晓舞　崔传亮

彭明丽　冀召帅　戴晓雁　戴媛媛

策　　划　北京北方医药健康经济研究中心

监　　制　中国药品监督管理研究会

药品使用监管研究专业委员会

序

新时代，在我国创新驱动战略背景下，新药审评速度加快，新药上市层出不穷，给患者带来更新更快的治疗服务。但是，我国药品监管力量依然薄弱，科学合理审评面临巨大挑战。中国药品监管科学研究是为确保公众用药安全、有效、合理，不断提高公众健康水平而开展的一系列探索所形成的理论，以及手段、标准和方法。党中央、国务院高度重视药品安全，在监管体制改革、法规建设、基础建设等方面采取了一系列有力措施。随着我国经济社会发展步入新的时代，人民生活不断提高，公众对药品安全有效保证的要求不断增长，对药品的合理使用也更加关注。一旦药品安全发生问题，如不能迅速有效的妥善解决，不仅会威胁群众生命安全和社会安全，给群众和社会造成不可挽回的损失，严重时甚至会引发社会的不稳定。广大药师必须牢记保护和促进公众健康的初心和使命，努力建设强大的科学监管体系，同时必须大力推进监管科学发展与进步，进而实现药品科学监管。

目前，中国制药企业众多，中西药产品数目庞大，在中国加强药品使用风险评估与管理十分必要。参考先进国家新药监管经验，追踪国际最新研究动态，促进中国药品监督管理部门与医疗行业从业人员及患者社会之间的协作、沟通、交流，进而建立符合中国实际情况具有中国特色的药品使用风险监测评估管理体系，对于我们医疗从业人员来说，任重而道远。丛书针对以上现状，从药品进入医疗机构中的各环节作为切入点，分别列举各环节药品的风险，提出相应的管理措施，并对已知风险、未知风险和信息缺失内容予以标明，形成一部药品风险管理过程中的实用手册。作为我国药品风险管理相关的第一套按疾病治疗类别分册的专业书籍，以期为药品的临床使用风险管理提供参考依据，减少或避免用药风险，推动药品合理使用，促进医疗资源优化。力争成为医师、药师和护师的日常药品临床使用风险管理的专业口袋书。

医疗机构作为药品使用的最主要的环节，也是药品风险高发的区域，药品管理法对其药事管理提出明确要求，包括“医疗机构应当坚持安全有效、经济合理的用药原则，遵循药品临床应用指导原则、临床诊疗指南和药品说明书等合理用药，对医师处方、用药医嘱的适宜性进行审核。”这就要求药师在药品管理和合理用药指导等方面具有相应的技术能力并有据可依。本丛书按照疾病治疗类别分册介绍，从药品概述，药品遴选、采购与储存环节风险管理，临床使用管理，特殊患者使用管理和用药教育等多方面药品的信息、风险点、风险因素等进行梳理。本丛书旨在为医师、药师和护师提供用药指导和帮助，确保患者安全用药、降低药品风险，实现广大民众健康水平不断提高的崇高目标。在此特别撰文推荐。

谨此。

原国家食品药品监督管理局局长

中国药品监督管理研究会创会会长

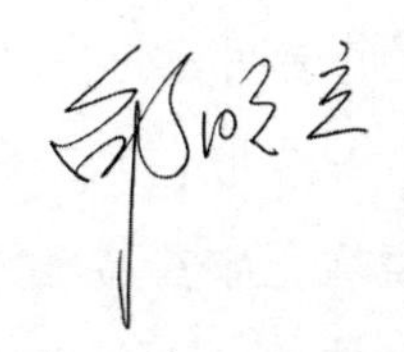

2022 年 7 月 28 日于北京

编写说明

2017年6月中国国家药监部门加入ICH，开始加快接受并实施ICH相关技术指导原则的步伐。ICH E2系列指导原则的全面实施，将推动我国制药企业及医疗机构对药物研发、审批与上市后阶段药物安全和药物风险管理（PV）的认识和关注，也使得理解并建立PV体系、培养PV人才的迫切性和必要性日渐凸显。2019年新修订《药品管理法》也为药物警戒和药品风险监测提供了法律支撑。药品使用风险管理是一项非常艰辛的工作，药物风险管理评价，用于高风险药物识别、风险来源判断和风险干预，是患者用药安全的根本保障。

作为一名几十年工作在一线临床服务的老药师，一直希望在上市药品准入、临床用药风险管控上编写一套管理工具式的实用丛书，以分析及寻找用药发生危险的根本原因，并制定相应的解决问题的措施，能从根本上解决药品使用管理中的突发问题，既可减少医师、药师、护师的个人差错，更能寻找临床治疗冰山之下的风险因素，使同样的问题不再发生，将处于萌芽状态的风险苗头从根源处消灭。

《药品使用科学监管实用手册》系列丛书的出版，为我国临床医师、药师和护师提供了一部临床实用且可操作的指导用书，详细说明了药品在医疗机构使用过程中各环节存在的风险和风险因素并提出相应的管理措施；立意独特创新，编写过程始终坚持人民健康至上；依照现行有关法规编写，基于循证证据、运用质量高、时效性强的文献，保障内容的权威性；根据各类别药品特性编写内容及表现形式，重点提示有风险点的环节；包括更多临床用量大、覆盖率高的药物。

药品使用风险管理是一个新学科，是药物警戒的重要组成部分，是公众用药安全的重要保障，是我国药品科学监管领域的重要课题；药品使用风险管理不是简单的用药指南，也不同于以往的不良反应监测或合理用药的概念，而是涵盖了药品的研究、生产、流通、使用的全部过程，是各阶段互相结合的、宏观的、系统的认知；因此，丛书在新时代编写的意义重大，为保障公众用药的安全，减少伤害，降低医患风险提供强大的专业支撑。丛书设计合理，组织严密，在国家卫健委、国家药监局的指导下，在众多医院药学先锋的探索下，借鉴国际药品风险管理安全目标与实践经验，强化信息技术监管和质量环 (PDCA)、品管圈、模式分析、根本原因分析等多种管理学习与应用，医、药、护人员的风险管理能力会逐步提升，全国医院临床药学的整体管理水平也会更上一层楼。

希望未来，我国在药品风险管理体系建设方面再接再厉，逐步提升中国药师价值，也进一步优化药师队伍，持续强化上市后药品风险管理培训，双轮驱动，相辅相成，定能帮助患者及医务人员营造一个更安全的医疗环境。

胡　欣

2022 年 8 月 1 日于北京

前言

在生物医药领域，抗体偶联药物（antibody-drug conjugates，ADCs）作为一类新型的内科治疗药物，正逐步崛起为恶性肿瘤治疗领域的革命性突破点。ADCs 通过精准结合大分子抗体与小分子细胞毒性药物，实现了对肿瘤细胞的特异性识别与高效杀伤，为癌症患者提供新的治疗策略。本书旨在深入剖析 ADCs 的结构组成、作用机制、临床实践、用药注意事项等关键点，为临床医师、药师、护师以及广大的生物医药领域从业者提供详尽而全面的知识储备和实践指南，助力医药工作者在 ADCs 的应用中更加得心应手，为患者带来更加精准有效的治疗。

ADCs 由 3 个关键部分组成：靶向恶性细胞表面特异性抗原的抗体、负责杀死肿瘤细胞的细胞毒性药物（载荷）以及连接抗体与载荷的连接子。通过抗原识别，ADCs 被引导至肿瘤细胞表面，并通过细胞内吞途径进入胞内。被溶酶体降解后，载荷会以生物活性形式释放，发挥细胞杀伤作用，导致癌细胞死亡。这一过程不仅保留了传统化疗药物的细胞杀伤功能，还利用单克隆抗体的高度靶向性实现对肿瘤细胞的精准打击，显著降低传统抗肿瘤药物的全身性毒副作用。

尽管ADCs在癌症治疗中展现出巨大的潜力，但仍面临诸多挑战。抗体的稳定性、连接子的水解速度、载荷的毒性调控，以及ADCs在体内的药代动力学特性等，均是直接影响其疗效与安全性的关键因素。面对这些挑战，ADCs经历了不断的迭代更新。通过抗体工程深入探索、连接子的优化设计和载荷的筛选等，ADCs的靶向性、稳定性和疗效均得到显著提升，同时其全身毒性也有所降低。随着生物医药技术的日新月异，ADCs的研发与应用正迎来前所未有的发展机遇。新型靶点的不断涌现、智能递送系统的创新开发、个性化治疗策略的精准实施等，都将为ADCs的创新与发展提供新的活力。我们深信，通过持续不断探索与创新，ADCs将在癌症治疗中发挥更加重要的作用，为人类健康事业作出更加卓越的贡献。

本书首先介绍了ADCs的研发进展和结构机制，阐述ADCs的基本概况。继而，从遴选、运输、储存、临床应用、特殊人群适用性，以及不良反应管控措施等多个关键的风险管理环节，系统介绍ADCs的合理使用策略。接着，以直观明了的流程图形式精心梳理了医师、药师、护师在临床实践中应用ADCs需要密切关注的药学监护要点，旨在为读者提供一份实用的操作指南。最后，对ADCs的发展体系进行小结与展望。

本书编写过程中，得到多位医药专家的审阅和指正，大大提高了内容的科学性、严谨性和实用性，在此一并感谢！但囿于编写时间和水平所限，书中疏漏与不足之处仍难避免，恳请广大读者不吝赐教，提出宝贵意见。我们衷心希望本书在填补ADCs使用空白的同时，促进跨学科合作与技术创新，加速ADCs在癌症治疗领域的广泛应用，为更多患者点亮生命的希望之光。

编　者

2025年2月

目录

第三章

临床使用环节风险管理

第四章

特殊人群使用风险管理

第五章

不良反应及风险管理措施

第六章

医师用药指导

第七章

药品配置使用环节应用指导

第八章

药师用药指导

1

第一章

药品概述

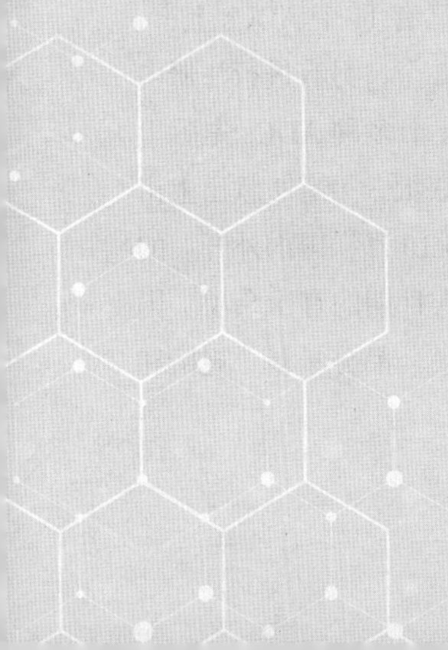

抗体偶联药物（antibody–drug conjugates，ADCs）是一类由抗体、连接子和细胞毒性药物组成的靶向生物药物，在抗肿瘤治疗中发挥着重要作用。ADCs 因其结合了抗体的高特异性靶向能力和细胞毒性药物的强效杀伤作用，因而同时提高了药物的安全性和有效性。作为一类新型抗肿瘤药，目前已有十余种 ADCs 在国内外上市，数十项临床研究正在开展。随着相关研究的不断深入，ADCs 的疗效和安全性将得到进一步提高，为患者提供更多的治疗选择。本章将从已上市 ADCs 的基本信息、特点及分代、结构组成与作用机制，以及风险管理重点四个部分进行阐述。

第一节　上市情况与临床研究

截至 2024 年 12 月，国内已有 11 个 ADCs 上市，其中进口药品 9 个，国产药品 2 个，另有进行注册申请的药品即将上市。国外已有十多种 ADCs 先后上市，大多数已经或即将在国内获批，另有 2 款已上市药品撤市。此外，截至 2024 年 10 月，国内外开展的 ADCs 临床试验有数十项，进入Ⅲ期的有十余项。国内外已上市药品如表 1–1 所示，药品分子量、规格和剂型如表 1–2 所示。

表 1-1　国内外已上市 ADCs（按国内上市时间排序）

通用名	商品名	上市持有人	国内外上市时间	批准文号	执行标准
恩美曲妥珠单抗	赫赛莱 Kadcyla	罗氏 ImmunoGen	2020.01 2013.02	S20200002	JS20160063
维布妥昔单抗	安适利 Adcetris	武田 Seattle Genetics	2020.04 2011.08	S20200008	JS20240039
维迪西妥单抗 （国内首款 ADC）	爱地希 –	荣昌	2021.06 –	S20237006	YBS00632023
奥加伊妥珠单抗	贝博萨 Besponsa	辉瑞	2021.12 2017.08	SJ20210033	JS20210046
戈沙妥珠单抗	拓达维 Trodelvy	吉列德 Immunomedics	2022.06 2020.04	SJ20220015	JS20220017
维泊妥珠单抗	优罗华 Polivy	罗氏 – 基因泰克	2023.01 2019.06	SJ20230003	JS20220043
德曲妥珠单抗	优赫得 Enhertu	阿斯利康 第一三共	2023.03 2019.12	SJ20230005	JS20230003

续表

通用名	商品名	上市持有人	国内外上市时间	批准文号	执行标准
维恩妥尤单抗	备思复 PADCEV	Seagen 安斯泰来	2024.08 2019.12	SJ20240034 SJ20240035	JS20240031
索米妥昔单抗	ELAHERE 爱拉赫	ImmunoGen 华东医药	2024.11 2024.03	SJ20240044	/
芦康沙妥珠单抗	佳泰莱 –	科伦博泰	2024.11 –	国药准字 S20240052	YBS00822024
替朗妥昔单抗	泽路泰 Zynlonta	ADC Therapeutics 瓴路药业	2024.12 2021.04	SJ20240046	/
吉妥珠单抗 （全球首款 ADC）	– Mylotarg	辉瑞	– 2000.05	–	–
沙西妥昔单抗 （唯一光免疫 ADC）	– Akalux	Rakuten Medical	– 2021.09	–	–
替索单抗	– Tivdak	Genmab Seagen	– 2021.09	–	–

注：– 表示未在国内 / 国外上市；/ 表示暂未公开；国内外上市时间，上行为国内上市时间，下行为国外上市时间

表 1-2 已上市 ADCs 的分子量、规格与剂型

通用名	分子量	规格	剂型
恩美曲妥珠单抗	约 149kDa	每瓶 100mg； 每瓶 160mg	冻干粉末 / 注射剂
维布妥昔单抗	153kDa	每瓶 50mg	冻干粉末 / 注射剂
维迪西妥单抗	约 149kDa	每瓶 60mg	冻干粉末 / 注射剂
奥加伊妥珠单抗	约 160kDa	每瓶 1mg	冻干粉末 / 注射剂
戈沙妥珠单抗	约 160kDa	每瓶 180mg	冻干粉末 / 注射剂
维泊妥珠单抗	约 150kDa	每瓶 30mg； 每瓶 140mg	冻干粉末 / 注射剂
德曲妥珠单抗	约 146kDa	每瓶 100mg	冻干粉末 / 注射剂
维恩妥尤单抗	152kDa	每瓶 30mg 每瓶 20mg	冻干粉末 / 注射剂
索米妥昔单抗	150kDa	100mg/20ml	注射液
芦康沙妥珠单抗	145kDa	200mg	注射剂
替朗妥昔单抗	约 151kDa	每瓶 10mg	冻干粉末 / 注射剂
吉妥珠单抗	151~153kDa	每瓶 4.5mg	冻干粉末 / 注射剂
沙西妥昔单抗	156~158kDa	每瓶 250mg	注射液
替索单抗	约 153kDa	每瓶 40mg	冻干粉末 / 注射剂

根据中国药物临床试验登记与信息公示平台官网和 ClinicalTrials.gov 网站，截至 2024 年 4 月，有 19 款在研 1 类新药（不含已获批的 1 类新药）在中国启动了 22 项 3 期临床试验，其中有 8 款为

ADC疗法，涉及的靶点包括TROP-2、CLDN18.2、EGFR×HER3，针对的适应证涵盖非小细胞肺癌、乳腺癌、胃/胃食管交界处腺癌，详见表1-3。其中，有多款ADC已与国际企业达成授权合作。

表1-3　进入Ⅲ期临床试验的ADCs

药品名称/代号	试验登记号	公司	作用靶点	适应证
DS-1062a（Dato-DXd）	CTR20220075 CTR20233975 CTR20240839 等多项	阿斯利康，第一三共	Trop2	1. 激素受体阳性、人表皮生长因子受体2阴性乳腺癌 2. 三阴乳腺癌，PD-L1阳性 3. 未经治疗的三阴性或激素受体低表达/HER2阴性乳腺癌
BL-B01D1（伦康依隆妥单抗）	CTR20250537 CTR20241450 CTR20241104 等多项	百利天恒	EGFR HER3	1.EGFR突变型局部晚期或转移性非小细胞肺癌 2. 局部晚期或转移性EGFR野生型非小细胞肺癌 3. 局部晚期、复发或转移性HR+HER2-乳腺癌
BL-M07D1	CTR20222950	百利天恒	HER2	局部晚期或转移性消化道肿瘤及其他实体瘤
SHR-A1904	CTR20241158	恒瑞医药	CLDN18.2	CLDN18.2阳性实体瘤
SHR-A1921	CTR20241535	恒瑞医药	TROP-2	卵巢癌

续表

药品名称 / 代号	试验登记号	公司	作用靶点	适应证
SHR-A2009	CTR20233099	恒瑞医药	HER3	晚期实体瘤
SHR-A2102	CTR20244748	恒瑞医药	Nectin-4	晚期尿路上皮癌
LM-302（TPX-4589）	CTR20240955	礼新医药	CLDN18.2	CLDN18.2 阳性局部晚期或转移性胃 / 胃食管交界处腺癌
ESG401	CTR20241439	诗健生物	TROP2	HR+/HER2- 乳腺癌
A166（舒泰莱）	CTR20212950	科伦博泰	HER2	HER2 阳性晚期恶性实体瘤
IBI343	CTR20240639	信达生物	CLDN18.2	晚期胃或胃食管交界处腺癌
AZD901（CMG901）	CTR20240730	康诺亚，阿斯利康	CLDN18.2	晚期或转移性胃及胃食管结合部腺癌
GQ1005	CTR20222855	启德医药	HER2	HER2 表达的晚期实体瘤
MK-2140	CTR20232196	默沙东	ROR1	复发性或难治性弥漫大 B 细胞淋巴瘤
YL201	CTR20244561 CTR20244294	宜联生物	B7-H3	1. 既往经 PD-(L)1 抑制剂和至少二线化疗治疗失败的复发或转移性鼻咽癌 2. 复发性小细胞肺癌

续表

药品名称 / 代号	试验登记号	公司	作用靶点	适应证
DS-7300a	CTR20242805	正大天晴	B7-H3	小细胞肺癌
FDA018	CTR20242630	第一三共	TROP2	三阴性乳腺癌
HS-20093	CTR20242440	复旦张江	B7-H3	复发性小细胞肺癌

第二节　药物结构与作用机制

ADCs 主要包含三种组分：一是抗体（antibody），作为细胞毒性药物的导向系统，ADCs 中的抗体具有高特异性和高亲和力，能够精准地识别并结合肿瘤细胞表面的特定抗原；二是连接子（linker），作为连接抗体和细胞毒性药物的桥梁，具有高稳定性，能够控制药物在血液循环中的稳定性，并在肿瘤细胞内适时释放药物；三是细胞毒性药物（cytotoxin，payload），作为摧毁癌细胞的“弹头”，高效的小分子细胞毒性药物在细胞内释放后能够诱导细胞凋亡或死亡。已上市 ADCs 的组成结构详见表 1–4。

表 1-4 已上市 ADCs 的结构组成

通用名	细胞毒性成分	连接子	单克隆抗体
恩美曲妥珠单抗	DM1	硫醚连接子	曲妥珠单抗 IgG1
维布妥昔单抗	MMAE	mc-val-cit-PABC	IgG1
维迪西妥单抗	MMAE	Mc-VC-PAB（可裂解的二肽可切割连接子）	HER2 的 IgG1 单克隆抗体
奥加伊妥珠单抗	刺孢霉素	二甲酰肼	CD22 抗体
戈沙妥珠单抗	SN-38	CL2A	sacituzumab IgG1κ
维泊妥珠单抗	甲基澳瑞他汀 E	可裂解型 mc-vc-PAB	维泊妥珠单抗 IgG1
德曲妥珠单抗	DXd	可裂解四肽连接子	人源化抗 HER2 免疫球蛋白 IgG1
维恩妥尤单抗	MMAE	马来酰亚胺基己酰基缬氨酸 - 瓜氨酸（vc）连接体（SGD-1006）	完全人抗 -Nectin-4 IgG1 kappa 单克隆抗体（AGS-2C3）
索米妥昔单抗	DM4	磺基连接体 SPDB	IgG1 亚型的抗 FRα 单克隆抗体
芦康沙妥珠单抗	KL610023	CL2A	sacituzumab
替朗妥昔单抗	SG3199	一种蛋白酶可裂解的缬氨酸 - 丙氨酸连接体	人源化 IgG1 κ 单克隆抗体

续表

通用名	细胞毒性成分	连接子	单克隆抗体
吉妥珠单抗	N- 乙酰基 γ-卡其霉素	可裂解 linker	人源化 IgG4 抗体
沙西妥昔单抗	IRDye700DX 染料	无连接子	西妥昔单抗
替索单抗	MMAE	缬氨酸 – 瓜氨酸（Val–Cit）	人源抗 TF 的 IgG1κ 单抗

注：DM1、MMAE 为微管抑制剂，SN–38、DXd、KL610023 为拓扑异构酶 I 抑制剂

一、ADCs 的作用机制

ADCs 的作用机制主要包括以下两种途径。

1. 特异性结合与内化

抗体与肿瘤细胞表面的靶向抗原特异性结合后，被肿瘤细胞内化并由内溶酶体系统处理，有效载荷（细胞毒性药物）在细胞内释放，最终诱导细胞凋亡。

2. 旁观者杀伤效应

除了直接作用于靶细胞外，ADCs 释放的细胞毒性药物还可能通过扩散等方式影响周围的肿瘤细胞，产生旁观者杀伤效应。目前国内外已上市的 ADCs 中，具有旁观者杀伤效应的主要有德曲妥珠单抗、戈沙妥珠单抗、维恩妥尤单抗和替索单抗等。

二、ADCs的抗肿瘤作用

ADCs发挥抗肿瘤作用主要包括识别和杀伤两个关键环节，具体包括以下5个步骤。

1. 识别

ADCs中的抗体部分负责识别肿瘤细胞表面过度表达的特异性抗原。

2. 结合

抗体识别细胞表面抗原后，可与之结合形成抗原－抗体复合物，从而将ADCs整体定位到肿瘤细胞表面，而不影响机体内的正常细胞。

3. 内化

肿瘤细胞通过内吞作用摄入抗原－抗体复合物，在细胞内形成内化囊泡，使得药物跨膜进入肿瘤细胞内部，增强治疗效果。

4. 药物释放

在内化囊泡内，连接子可能会因细胞内环境的变化（如pH值降低）而断裂，释放出细胞毒性药物。这一步骤的关键在于连接子的选择和设计，它决定了药物释放的时机和效率。

5. 细胞毒作用

释放的细胞毒性药物在肿瘤细胞内与特定位点（如DNA或微管）结合，干扰细胞的关键机制，导致细胞凋亡或死亡。作用的靶点多种多样，包括但不限于 HER2、CD30、CD33、CD22、CD79b、nectin-4、TROP-2 等。不同的靶点对应不同的肿瘤类型和治疗需求，目前国内已上市的 ADCs 涵盖了多个治疗领域和适应证，如乳腺癌、淋巴瘤、胃癌、尿路上皮癌等，详见表 1-5。

表 1-5　已上市 ADCs 的作用靶点和适用瘤种

通用名	作用靶点	乳腺癌	淋巴瘤	白血病	尿路上皮癌	胃癌	肺癌	其他
恩美曲妥珠单抗	HER2	√						
维布妥昔单抗	CD30		√					
维迪西妥单抗	HER2				√	√		
奥加伊妥珠单抗	CD22			√				
戈沙妥珠单抗	TROP-2	√						
维泊妥珠单抗	CD79b		√					
德曲妥珠单抗	HER2	√				√	√	
维恩妥尤单抗	nectin-4				√			

续表

通用名	作用靶点	乳腺癌	淋巴瘤	白血病	尿路上皮癌	胃癌	肺癌	其他
索米妥昔单抗	FRα							上皮卵巢癌、输卵管癌或原发性腹膜癌
芦康沙妥珠单抗	TROP2						√	
替朗妥昔单抗	CD19		√					
吉妥珠单抗	CD33			√				
沙西妥昔单抗	EGFR							头颈部恶性肿瘤
替索单抗	组织因子TF/凝血因子Ⅲ							宫颈癌

第三节　药物特点与迭代

ADCs在结构上综合了化疗药和靶向药两类分子，因而在生物活性上也兼具这两类药物的共同优势，主要特点如下。

1. 特异性高

ADCs 的抗体部分能够准确识别并结合肿瘤细胞表面的特定抗原，从而实现精准靶向治疗，减少对正常细胞的损害。

2. 疗效强

由于 ADCs 能够精确地将细胞毒性药物输送到肿瘤细胞内部，因此药物能够更有效地发挥治疗作用，增强治疗效果。

3. 副作用小

相较于传统化疗药物，ADCs 靶向肿瘤细胞，因此能够减少对正常细胞的毒性作用，降低副作用的发生率，提高患者的生活质量。

4. 个体化好

ADCs 的三联体结构特征决定了每一种药物的特异性和靶向性，便于医师根据肿瘤的分子特征和患者的基因型制定个体化治疗方案，更好地满足患者的治疗需求。

为了能让 ADCs 更好地发挥上述特点，研发人员不断改进药物的设计结构。进入 21 世纪以来，ADCs 已先后经历三次迭代更新，并继续向下一代发展。

第一代 ADCs 最主要特征在于使用嵌合人源化抗体，即小鼠单抗与人抗体的嵌合体，这类抗体在人体内容易引起免疫反应，影响药物的稳定性和疗效。同时，第一代 ADCs 的连接子是通过赖氨酸和半胱氨酸残基的随机偶合进行偶联，导致药物抗体比（DAR）不均一，形成高度异质混合物，稳定性差且毒性较高。此外，这一代药物使用的细胞毒性药物相对简单，疗效有限。其代表药物有吉妥珠单抗（Mylotarg），于 2000 年由美国 FDA 首次批准用于治疗成人急性髓系白血病（AML），未在我国大陆上市。

第二代 ADCs 采用了更有效的人源化或完全人源化抗体，降低了免疫原性，提高了药物的稳定性和疗效。同时，第二代 ADCs 的连接子得到显著改善，使得 DAR 具有均一性，提高了药物的稳定性和临床疗效。此外，这一代 ADCs 选择了更有效的细胞毒性药物，提高了药物的渗透性和偶联效率，进一步增强了药物的抗肿瘤活性。其代表药物有恩美曲妥珠单抗（Kadcyla，又称 T–DM1），于 2013 年由美国 FDA 首次批准用于治疗 HER2 阳性转移性乳腺癌，2020 年在国内获批上市。

第三代 ADCs 采用完全人源化抗体，进一步降低免疫原性，提高药物的靶向性和安全性。同时，第三代 ADCs 的连接子采用定点偶联技术，使得 DAR 具有可控性，减少脱靶毒性并提高药代动力学效率。此外，这一代药物开发了更有效的有效载荷，如吡咯并苯二氮䓬类（pyrrolobenzodiazepine，PBD）、DNA 损伤剂、微管溶素和具有新机制的免疫调节剂等，药物的抗肿瘤活性和稳定性都得到增强。其代表药物有德曲妥珠单抗（Enhertu，DS-8201），被誉为“最强ADC”，于2019年由美国FDA首次批准用于乳腺癌，2023年国内获批上市。目前，针对DS-8201的临床研究显示，其在HER2阳性/低表达乳腺癌、胃癌、肺癌等多种肿瘤的治疗中均展现出卓越疗效。

下一代ADCs虽然尚未问世，但相关研发已广泛开展。其特点主要包括：①连接子的稳定性更高，以确保细胞毒性药物在到达肿瘤细胞前不会提前释放，到达后能够选择性地裂解，释放有效成分。②细胞毒性药物分子由一个发展为多个，通过不同的作用机制或作用靶点发挥抗肿瘤作用。③单克隆抗体的靶向性更强，药物对肿瘤细胞的杀伤作用更为精准，安全性和有效性进一步提升。各代ADCs的特点总结见表1-6。

表1-6　常见ADCs的代际划分

代际	特点	代表药物
1	鼠源单抗，连接子不稳定，细胞毒效力低、疏水性强，共轭技术差，DAR异质性严重	吉妥珠单抗
2	人源单抗或人鼠嵌合单抗，连接子稳定，DAR均一，细胞毒性增强	维布妥昔单抗、恩美曲妥珠单抗、奥加伊妥珠单抗、维泊妥珠单抗、替朗妥昔单抗、维迪西妥单抗

续表

代际	特点	代表药物
3	全人源化抗体，亲水性连接子，特异性共轭技术，同质化 DAR，强力细胞毒性	德曲妥珠单抗、戈沙妥珠单抗、维恩妥尤单抗
下一代	ADCs 连接子稳定性更强，抗体靶向性更高，细胞毒性分子由一个变为多个	

第四节　风险与管控

ADCs 作为一种新兴的抗肿瘤药物，上市时间短，循证医学证据有限，故用药的疗效和安全性均有较大风险，应加强管控。本节将概述 ADCs 的主要风险及监控点，具体内容将在后续各个章节详细阐述。

ADCs 的使用风险主要包括毒性风险、脱靶风险、免疫风险和其他风险，简要总结如表 1–7，具体分析见下文。

表 1–7　ADCs 的常见使用风险

风险分类	具体分类	说明	典型药物
毒性风险	血液学毒性	全血细胞减少、中性粒细胞减少症、血小板减少症	恩美曲妥珠单抗

续表

风险分类	具体分类	说明	典型药物
毒性风险	神经毒性	周围神经病变，表现为感觉神经损伤、四肢无力	维泊妥珠单抗、enfortumab vedotin、维布妥昔单抗和恩美曲妥珠单抗
	肝毒性	严重或致死性静脉阻塞性肝病	吉妥珠单抗
	肺毒性	间质性肺疾病	德曲妥珠单抗
	胃肠道毒性	恶心、呕吐和腹泻等	德曲妥珠单抗
脱靶风险	1~3 代药物	由于连接子的不稳定，导致细胞毒性药物在血液循环中可能过早释放	随代际更新，连接子稳定性增强，风险降低
免疫风险	1~3 代药物	结构中的单克隆抗体导致机体可能对其产生免疫原性	随代际更新，单克隆抗体的人源化程度增高，风险降低
其他风险	常见/普通型	发热、寒战	多种 ADC
	严重型	呼吸困难、低血压	多种 ADC
	潜在型	代谢性中毒、眼部疾病和中枢毒性	多种 ADC
		眼部毒性	索米妥昔单抗、替索单抗

1. 毒性风险

（1）血液学毒性　常见的包括全血细胞减少、中性粒细胞减少症、血小板减少症等。这些不良反应可进一步增加出血和感染的风险。例如，恩美曲妥珠单抗（T-DM1）治疗中，血小板减少症的发生率较高，特别是在亚洲人群中。对于这类不良反应，需定期检测血常规，并根据血小板水平调整用药剂量。

（2）神经毒性 部分ADCs（如polatuzumab vedotin、enfortumab vedotin、brentuximab vedotin和T-DM1）可能导致周围神经病变，表现为感觉神经损伤、四肢无力等症状，严重者可能无法行走，甚至卧床。对于神经毒性，可给予B族维生素营养神经治疗，必要时需调整药物剂量或终止治疗。

（3）肝毒性 Gemtuzumab ozogamicin等药物可能导致严重或致死性静脉阻塞性肝病，在治疗期间应密切关注肝功能指标，一旦发现异常应及时处理。

（4）肺毒性 Trastuzumab deruxtecan等药物可能导致间质性肺疾病，严重者可致命，在用药期间应密切关注患者的呼吸道症状，出现异常应及时进行影像学检查。

（5）胃肠道毒性 常见的包括恶心、呕吐和腹泻等，通常程度较轻不影响用药，但偶见反应严重者需密切关注并予积极处理。

2. 脱靶风险

靶向性是ADCs的一大特点，然而临床实践中存在脱靶的风险。由于连接子在不同机体内的稳定性有个体差异，细胞毒性药物在血液循环中可能过早释放，从而损伤正常细胞。随着ADCs的迭代更新，连接子的稳定性和可控性正在不断提高，药品的安全性不断提高。但对于高风险患者，仍要注意避免细胞毒性分子在血液中过量蓄积，必要时需检测血药浓度，但相关技术和判定标准还需深入研究。

3. 免疫风险

ADCs 结构中的单克隆抗体导致机体可能对其产生免疫原性。从第一代 ADC 的嵌合抗体，到第三代的全人源化抗体，ADCs 已经降低了免疫原性的发生率。但临床应用中仍需加以关注，免疫风险影响了药物的安全性和有效性。

4. 其他风险

ADCs 均为注射剂型，输注相关反应难以避免，比如患者输注后出现发热、寒战、恶心、呕吐等症状，严重者还伴有呼吸困难、低血压等。对于有既往输注反应史的患者，应预先使用预防药物，并在输注过程中密切监测。此外，代谢性中毒、眼部疾病和中枢毒性等也是 ADCs 潜在的用药风险，虽相对少见仍不可忽视。

基于上述风险，在 ADCs 的临床应用过程中，应坚持三重原则，一是参照药品说明书合理用药，二是加强风险评估和必要的预防性治疗，三是加强对药品不良反应的有效管理，一旦出现不良反应，应及时调整用药剂量或终止治疗，并给予相应的对症治疗措施。具体而言，临床用药过程中应在以下环节加强监控。

（1）贮存与运输　药品的贮存应严格按说明书要求执行，特别是开封后、复溶前后的贮存要求；药品的运输在正规医疗机构的规范化运输渠道中问题不大，关键是特殊渠道药品（如自备药、双通道药品的运输条件应加以保障）。

（2）处方权限　根据《抗肿瘤药物临床应用管理办法（试行）》要求，对限制管理级的ADCs，应对医师开具ADCs处方，给予相应限制管理；对于超说明书的使用应当仅限于三级医院授权的具有高级专业技术职称的医师。

（3）适应证　参照已在国内获批上市的药品说明书，即国家药品监督管理局（NMPA）版本；根据国家卫生健康委2024年12月31日颁布的《新型抗肿瘤药物临床应用指导原则（2024年版）》特殊情况下药物合理使用的规定，为满足对超说明书临床使用管理的需求，同时列出美国FDA批准的适应证。

（4）禁忌证　参照药品说明书，对该类产品及其辅料过敏者禁用；既往用药后出现严重不良反应者，应按说明书规定永久停药。

（5）特殊患者使用管理　参照说明书规定，严格执行儿童、老年、妊娠期/哺乳期妇女以及肝、肾等脏器功能不全患者的使用要求。

（6）用法用量　依据各药品在国内获批的说明书

规定使用，在临床确需时可参考美国 FDA 等国外药监机构批准的用法用量执行超说明书用药。

（7）配置及输注　按说明书规定，严格遵守配置流程、控制输注速度，开封后药品逾期及时弃用并妥善处理。

（8）药物相互作用　ADCs 与多类药物存在相互作用（具体见第三章第五节），应参照说明书合理用药。对于基础病用药较多的患者，应加强药学监护及药物重整。

（9）不良反应　ADCs 的不良反应与其他类型的抗肿瘤药不同，应通过早期发现并及时对症处理。

（10）患者依从性　ADCs 的不良反应可在该药治疗期间或治疗停止后的任何时间发生，应告知患者持续自我监测，并遵医嘱定期复测相关指标，不适随诊。

本书的后续各章将从不同方面介绍 ADCs 的风险预警以及管控措施，旨在提高用药的安全性。

2 第二章

药品遴选、采购与贮存环节风险管理

《药品管理法》对医疗机构的药品管理规定：医疗机构购进药品，应当建立并执行进货检查验收制度，验明药品合格证明和其他标识。同时要求医疗机构应当有与所使用药品相适应的场所、设备、仓储设施和卫生环境，制定和执行药品保管制度，采取必要的冷藏、防冻、防潮、防虫、防鼠等措施，保证药品质量。

第一节　药品遴选环节风险管理

《处方管理办法》（2007 年 5 月 1 日起施行）第十五条规定：医疗机构应当根据本机构性质、功能、任务，制定药品处方集。《医疗机构药事管理规定》要求二级及以上医院需成立药事管理与药物治疗学委员会，负责建立药品遴选制度，制定本机构药品处方集和基本用药供应目录。

医疗机构应建立科学的药品评价与遴选制度，包括新药引进、品种增补、替换及淘汰等原则、范围、方法和程序，并形成制度规范，相关制度由药事管理与药物治疗学委员会监督实施。药品目录实行动态管理、定期调整，以确保药品的品种结构合理，保障患者接受安全、有效、经济、适宜的药物治疗。

遴选制度应建立客观、以循证医学为基础的药品遴选标准，从药学特性、有效性、安全性、经济性等方面进行综合评价，制定适合于医院的药品遴选评价体系。

第二节　采购入库环节风险管理

一、常规采购

医疗机构应建立从药品入库到患者用药的全过程管理，确保患者用药安全。严格落实药品采购入库验收等相关管理制度，冷藏药品应符合冷链运输要求。在日常工作中，应重视采购人员、入库验收人员等工作人员素质能力的培养，确保票、货、账相符，规范购进渠道，避免入库差错。

二、药品临时采购

为保证患者临床治疗需要，在医院临床药品供应目录内没有可以替代的药品的情况下，临床医师可以申请采购临时用药。临时用药采购应符合各省市（自治区）药品采购文件管理要求，并在指定的药品采购平台进行采购。临时用药采购每次仅限单人单疗程，需要多疗程使用的，每疗程都应填写临床用药采购申请，并附患者病情摘要、临床使用的循证依据等材料。临时用药申请应遵守医药卫生领域行风建设“九项准则”等要求，严禁有商业目的的临时用药申请，药学部门对申请表应进行严格审核评估，确保临时用药申请符合患者治疗的需要。

三、厂家与规格

本书收录的 ADCs，临床应用时间尚短，用药前应注意阅读药品说明书，见表 2–1。

表 2–1　已上市 ADCs 的药品说明书基本信息

通用名（英文名）	商品名		规格	生产厂家
恩美曲妥珠单抗（ado–trastuzumab emtansine）	Kadcyla	赫赛莱	每瓶 100mg；每瓶 160mg	罗氏、ImmunoGen
维布妥昔单抗（ado–trastuzumab brentuximab vedotin for injection emtansine）	Adcetris	安适利	每瓶 50mg	武田、Seattle Genetics
维迪西妥单抗（disitamab vedotin）	–	爱地希	每瓶 60mg	荣昌
奥加伊妥珠单抗（inotuzumab ozogamicin）	Besponsa	贝博萨	每瓶 1.0mg	辉瑞、Wyeth Pharmaceuticals LLC
戈沙妥珠单抗（sacituzumab govitecan）	Trodelvy	拓达维	每瓶 180mg	吉利德、Immunomedics

续表

通用名（英文名）	商品名		规格	生产厂家
维泊妥珠单抗（polatuzumab vedotin）	Polivy	优罗华	每瓶 30mg；每瓶 140mg	Roche Pharma（Schweiz）AG
德曲妥珠单抗（fam-trastuzumab deruxtecan-nxki）	Enhertu	优赫得	每瓶 100mg	阿斯利康、第一三共株式会社
维恩妥尤单抗（enfortumab vedotin）	Padcev	备思复	每瓶 30mg；每瓶 20mg	Astellas Pharma US，Inc.
索米妥昔单抗（mirvetuximab soravtansine-gynx）	Elahere	爱拉赫	100mg/20ml	ImmunoGen、华东医药
芦康沙妥珠单抗（sacituzumab tirumotecan）	–	佳泰莱	每瓶 200mg	科伦博泰
替朗妥昔单抗（loncastuximab tesirine）	Zynlonta	隆卡昔	每瓶 10mg	ADC Therapeutics
吉妥珠单抗（gemtuzumab ozogamicin）	Mylotarg	–	每瓶 4.5mg	辉瑞
沙西妥昔单抗（cetuximab sarotalocan sodium）	Akalux	–	每瓶 250mg	Rakuten Medical Japan K.K.
替索单抗（tisotumab vedotin-tftv）	Tivdak	–	每瓶 40mg	Genmab，Seagen

第三节　贮存环节风险管理

一、药品贮存

《医疗机构药品监督管理办法（试行）》规定：医疗机构应当有专用的场所和设施、设备贮存药品。药品的存放应当符合药品说明书标明的条件。本书收录的ADCs保存条件一般为2~8℃，避光保存。药物性状、贮存条件、有效期等具体贮存信息见表2-2。

表2-2　药品性状及贮存条件

通用名	性状	贮存条件	有效期（开封前）	有效期（复溶后）
恩美曲妥珠单抗	白色至类白色无菌冻干粉饼	2~8℃，西林瓶避光保存	36个月	24小时
维布妥昔单抗	白色至类白色块状或粉末	2~8℃避光保存于原包装盒中，不可冷冻	48个月	24小时
维迪西妥单抗	白色至淡黄色疏松体	2~8℃，避光保存和运输	36个月	24小时
奥加伊妥珠单抗	白色至类白色块状物或粉末	2~8℃，避光保存	60个月	复溶后8小时，稀释后4小时

续表

通用名	性状	贮存条件	有效期（开封前）	有效期（复溶后）
戈沙妥珠单抗	类白色至淡黄色无菌冻干粉末	2~8℃避光储存于原包装盒中，请勿冷冻	36个月	24小时
维泊妥珠单抗	白色至灰白色冻干粉饼	2~8℃避光保存和运输，不得冷冻、振摇	30个月	1. 复溶后：2~8℃/48小时或9~25℃/8小时 2. 稀释后：2~8℃/18~36小时或9~25℃/4~6小时*
德曲妥珠单抗	白色至黄白色冻干粉	2~8℃，避光保存	24个月	2~8℃/24小时或室温/4小时
维恩妥尤单抗	白色至微白色冻干粉末	2~8℃，原包装保存	2个月	复溶后2~8℃/4小时，稀释后2~8℃/8小时
索米妥昔单抗	澄清至微乳白色无色溶液	2~8℃，西林瓶避光保存	24个月	稀释后2~8℃/12小时
芦康沙妥珠单抗	白色或类白色疏松体	2~8℃，避光保存和运输	12个月	复溶后2~8℃/12小时或室温/2小时，稀释后2~8℃/24小时或室温/6小时
替朗妥昔单抗	白色至灰白色冻干粉	2~8℃，避光，不要冻结、摇晃	24个月	复溶后2~8℃/24小时或20~25℃/4小时，稀释后2~8℃/24小时或20~25℃/8小时
吉妥珠单抗	无菌、白色、无防腐剂冻干粉	2~8℃，西林瓶避光保存	24个月	复溶后2~8℃/18小时，稀释后2~8℃/6小时

续表

通用名	性状	贮存条件	有效期（开封前）	有效期（复溶后）
沙西妥昔单抗	蓝绿色注射液	2~8℃	18 个月	无需复溶
替索单抗	白至灰白色冻干饼状或粉末状	2~8℃，西林瓶避光保存	36 个月	复溶后 2~8℃ /24 小时，稀释后 2~8℃ /8 小时

注：维泊妥珠单抗稀释后保存时间：0.9% 氯化钠注射液稀释，2~8 ℃ /36 小时或 9~25 ℃ /4 小时；0.45% 氯化钠注射液稀释，2~8 ℃ /18 小时或 9~25 ℃ /4 小时；5% 葡萄糖注射液稀释，2~8 ℃ /36 小时或 9~25℃ /6 小时

二、药房管理

药品药房管理应注意药品的摆放及标识管理，应根据药品特性及药房药品管理规则，确定合理的货位，最大限度避免药品发放错误。ADCs 的在架管理主要涉及易混淆药品及高警示药品的管理。

易混淆药品指药名相似、一品多规、包装类似或其他因素导致混淆的药品。ADCs 通用名“听似”药品较多（表 2–3），应分开放置，避免并列排放。对于听似、看似、多规、多剂型的易混淆药品采取统一的标识进行提示。

高警示药品指一旦使用不当发生用药错误，会对患者造成严重伤害甚至危及其生命的药品，本书所涉

药品均属于高警示药品，应根据抗肿瘤药物高警示药品分级建立专用标识，对于风险程度较高的药品进行专区 / 专柜存放，专人管理；对于特殊品种，可根据各医院实际使用及管理制度，建立账目管理，专人负责，日常盘点、交接，保证账物相符。

表 2-3　听似药品列表

组别	药品名称
1	恩美曲妥珠单抗、德曲妥珠单抗
2	维布妥昔单抗、沙西妥昔单抗、索米妥昔单抗、
3	吉妥珠单抗、替索单抗
4	维泊妥珠单抗、维布妥昔单抗

三、有效期

临床科室领用 ADCs 应根据实际临床使用需求确定数量，严格按照药品说明书规定的贮存条件存储，定期检查确保药品在规定的有效期内使用。具有集中配置条件的医疗机构可根据具体情况由静脉用药调配中心集中配置或生物安全柜内配置。

3 第三章 临床使用环节风险管理

第一节 处方权限管理

抗肿瘤药物的分级管理制度已成为医院药事管理基本要求，各医疗机构积极落实《抗肿瘤药物临床应用管理办法（试行）》（国卫医函〔2020〕487 号）的指示，结合医院实际情况与药品使用特点，编制了个性化的分级管理目录，将抗肿瘤药物科学划分为普通使用级与限制使用级，同时明确了医师的处方权限范围。

在肿瘤内科治疗中，ADCs 作为新型抗肿瘤药物，以其特异性好、靶向性强、高效低毒而优于传统的化疗药和经典的靶向药，因而具有广泛的应用前景。然而，ADCs 也存在不合理使用的风险，它们的适应证、禁忌证、用法用量、配置方法、相互作用以及不良反应都需要由专业人员进行判断和监护。因此，原则上建议将 ADCs 纳入限制使用级管理范畴，并根据患者特点和给药方式对处方权限等级进行调整，以确保其在临床的合理应用。

随着医疗安全管理的不断强化，中国医药教育协会于 2023 年 9 月发布《医疗机构高警示药品风险管理规范》，明确规定了抗肿瘤药物的警示级别：静脉用抗肿瘤药物被定为 A 级警示，口服抗肿瘤药物则进一步细分为 B 级警示（传统治疗药物及内分泌治疗药物）与 C 级警示（靶向治疗药物）。这一警示分级旨在精准识别抗肿瘤药物的风险等级，为医疗机构实施精细化风险管理提供有力指导。

第二节 适应证

ADCs 上市时间短，用药的主要风险点包括适应证和禁忌证的判断、超说明书用药的把控、用药前相关检测的完善等。医疗机构应该根据《新型抗肿瘤药物临床应用指导原则（2024 年版）》，对 ADCs 进行严格分级管理。

适应证方面，国家药品监督管理局（National Medical Products Administration，NMPA）批准的药品说明书适应证是最具有法律效力。鉴于肿瘤治疗的复杂性及迭代更新，有条件快速批准上市的药品，更应当保证药品说明书的时效性。此外，在有资质的医疗机构中，符合权限要求的高年资医师也可参照以下依据为临床确需的肿瘤患者实施超说明书适应证用药：①国外药品监管机构（如美国 FDA）批准的药品说明书适应证；②国外专业组织（如欧洲肿瘤内科学会 ESMO）推荐的适应证；③国内卫生行政管理部门颁布的诊疗规范；④中国临床肿瘤学会（Chinese

Society of Clinical Oncology，CSCO）等专业机构颁布的分瘤种治疗指南；⑤多中心、大样本量的高级别临床试验证据等。

不可否认，由于抗肿瘤治疗的药物不断更新，标准也在不断完善，超说明书适应证用药的现象比较普遍，尤其是在癌症晚期患者的后线治疗或无标准治疗方案的瘤种中更多出现。临床应参照最新的循证医学证据，综合考量患者的获益及风险，在保证患者充分知情、做好相关备案的前提下，进行超说明书适应证用药。已上市 ADCs 的适应证详见表 3–1。

表 3–1　已上市 ADCs 的国内外适应证

通用名	国内外适应证	备注
恩美曲妥珠单抗	国内适应证：①接受了紫杉烷类联合曲妥珠单抗为基础的新辅助治疗后仍残存侵袭性病灶的 HER2 阳性早期乳腺癌患者的辅助治疗；②紫杉烷类联合曲妥珠单抗辅助化疗期间或辅助化疗后 6 个月内复发的不可切除或转移性 HER 高表达成人乳腺癌患者；③ HER2 阳性的胃癌患者	HER2（+）
维布妥昔单抗	国内适应证：复发或难治性系统性间变性大细胞淋巴瘤（sALCL）、复发或难治性经典型霍奇金淋巴瘤（cHL）、既往接受过系统性治疗的原发性皮肤间变性大细胞淋巴瘤（pcALCL）或蕈样真菌病（MF） 国外适应证：既往未经治疗的Ⅲ / Ⅳ期 cHL 成年患者联合多柔比星、长春碱和达卡巴嗪（2018）；与多柔比星、长春新碱、依托泊苷、泼尼松和环磷酰胺联合使用的	

续表

通用名	国内外适应证	备注
维布妥昔单抗	既往未治疗高危 cHL 的 2 岁及以上儿科患者（2022）；自体造血干细胞移植（auto-HSCT）巩固后复发或进展风险较高的成年 cHL 患者（2015）；自体 HSCT 失败后或非自体 HSCT 候选人的至少两种先前多药化疗方案失败后的 cHL 成年患者（2011）；既往未经治疗的系统性间变性大细胞淋巴瘤（sALCL）或其他表达 CD30 的外周 T 细胞淋巴瘤（PTCL）的成年患者，包括血管免疫母细胞性 T 细胞淋巴瘤和未另行说明的 PTCL，联合使用环磷酰胺、多柔比星和泼尼松（2018）；至少一种既往多药化疗方案失败后的 sALCL 成年患者（2011）；既往全身治疗后原发性皮肤间变性大细胞淋巴瘤（pcALCL）或表达 CD30 的蕈样肉芽肿（MF）成年患者（2017）	
维迪西妥单抗	国内适应证：①适用于至少接受过 2 个系统化疗的 HER2 过表达局部晚期或转移性胃癌（包括胃食管结合部腺癌）的患者，HER2 过表达定义为 HER2 免疫组织化学检查结果为 2+ 或 3+；②适用于既往接受过含铂化疗且 HER2 过表达局部晚期或转移性尿路上皮癌的患者，HER2 过表达定义为 HER2 免疫组织化学检查结果为 2+ 或 3+ 国外适应证：突破性疗法认定，用于尿路上皮癌二线治疗	HER2（+）
奥加伊妥珠单抗	适用于复发性或难治性前体 B 细胞急性淋巴细胞性白血病（ALL）成年患者	
戈沙妥珠单抗	国内适应证：既往至少接受过 2 种系统治疗（其中至少 1 种治疗针对转移性疾病）的	HER2（-） ER（-） PR（-）

续表

通用名	国内外适应证	备注
戈沙妥珠单抗	不可切除的局部晚期或转移性三阴性乳腺癌成人患者 国外适应证：①无法手术切除的局部晚期或转移性三阴性乳腺癌（mTNBC），已接受两种或以上的全身性治疗，其中至少一种用于治疗转移性疾病。②无法手术切除的局部晚期或转移性激素受体（HR）阳性、人表皮生长因子受体 2（HER2）阴性（IHC0、IHC1+ 或 IHC2+/ISH-）乳腺癌患者，已接受内分泌治疗，并在转移性疾病状态下接受了至少两种其他全身性治疗。③之前接受过铂类化疗的局部晚期或转移性尿路上皮癌（mUC）患者，以及接受过程序性死亡受体 1（PD-1）或程序性死亡配体 1（PD-L1）抑制剂的患者	HER2（-） ER（-） PR（-）
维泊妥珠单抗	国内适应证：①联合利妥昔单抗、环磷酰胺、多柔比星和泼尼松适用于治疗既往未经治疗的弥漫大 B 细胞淋巴瘤（DLBCL）成人患者。②联合苯达莫司汀和利妥昔单抗适用于不适合接受造血干细胞移植的复发或难治性弥漫大 B 细胞淋巴瘤（DLBCL）成人患者 国外适应证：用于治疗既往未经治疗的弥漫大 B 细胞淋巴瘤和高级别 B 细胞淋巴瘤	
德曲妥珠单抗	国内适应证：①既往接受过一种或一种以上抗 HER2 药物治疗的不可切除或转移性 HER2 阳性成人乳腺癌患者。②既往在转移性疾病阶段接受过至少一种系统治疗的，或在辅助化疗期间或完成辅助化疗之后 6 个月内复发的，不可切除或转移性 HER2 低表达（IHC1 + 或 IHC2 + /ISH-）成人乳腺癌患者	HER2（+） HER2（low）

续表

通用名	国内外适应证	备注
德曲妥珠单抗	国外适应证：①既往接受过两种或两种以上治疗方案的局部晚期或转移性 HER2 阳性成人胃或胃食管结合部腺癌患者。② HER2 突变不可切除或转移性非小细胞肺癌、HER2 阳性（IHC3+）不可切除或转移性实体瘤患者	HER2（+）HER2（low）
维恩妥尤单抗	国内适应证：治疗既往接受过 PD-1/PD-L1 抑制剂和含铂化疗治疗的局部晚期或转移性尿路上皮癌患者 国外适应证：①单药治疗同上；②联合，适用于治疗成人局部晚期或转移性尿路上皮癌	
索米妥昔单抗	国内适应证：用于既往接受过 1~3 线系统性治疗的叶酸受体 α 阳性的铂类耐药卵巢癌 国外适应证：适用于治疗叶酸受体 α（FRα）阳性、抗铂上皮卵巢癌、输卵管癌或原发性腹膜癌症的成年患者，这些患者之前接受过一到三种全身治疗方案	
芦康沙妥珠单抗	国内适应证：既往接受过至少 2 种系统治疗的不可切除的局部晚期或转移性三阴性乳腺癌成年患者 国外适应证：未上市	
替朗妥昔单抗	国内适应证：治疗二线或多线系统治疗后复发或难治性大 B 细胞淋巴瘤的成年患者 国外适应证：治疗经过两种或两种以上的系统治疗的复发或难治性大 B 细胞淋巴瘤的成人患者，包括弥漫大 B 细胞淋巴瘤（DLBCL），DLBCL 起源于低级别淋巴瘤和高级别 B 细胞淋巴瘤	

续表

通用名	国内外适应证	备注
吉妥珠单抗	国内适应证：未上市 国外适应证：新诊断的 CD33 阳性急性髓细胞白血病（AML）的治疗及复发或难治性 CD33 阳性 AML 治疗	CD33(+)
沙西妥昔单抗	国内适应证：未上市 国外适应证：用于治疗复发或手术无法切除的头颈部恶性肿瘤	
替索单抗	国内适应证：未上市 国外适应证：适用于治疗化疗期间或化疗后病情进展的宫颈癌复发或转移的成人患者	

ADCs 的药品说明书适应证中，不仅限定了每种药品适用的瘤种，还对患者相关基因的表达水平以及既往接受的治疗方案有所规定。临床为患者用药时应注意鉴别区分，并及时关注最新的循证医学证据。与此同时，ADCs 的使用，还需关注药品的辅料和禁忌证，具体见表 3-2。

表 3-2 已上市 ADCs 的禁忌证与辅料

通用名	禁忌证	辅料 / 赋形剂
恩美曲妥珠单抗	对本品活性成分或其任何赋形剂有超敏反应的患者	琥珀酸、氢氧化钠、聚山梨酯 20、蔗糖
维布妥昔单抗	1. 对本品活性成分维布妥昔单抗或其他任何辅料过敏者禁用 2. 由于肺毒性，维布妥昔单抗不可与博来霉素合并使用	柠檬酸一水合物；柠檬酸钠二水合物；α,α- 海藻糖二水合物；聚山梨酯 80

续表

通用名	禁忌证	辅料 / 赋形剂
维迪西妥单抗	对本品或其任何赋形剂有超敏反应的患者禁用本品	盐酸组氨酸、甘露醇、蔗糖、聚山梨酯80、氢氧化钠
奥加伊妥珠单抗	1. 对本品活性成分或任何辅料过敏的患者 2. 肝静脉闭塞性疾病 / 肝窦阻塞综合征（VOD/SOS）的患者	氨丁三醇、蔗糖、聚山梨酯 80 和氯化钠
戈沙妥珠单抗	对本品发生重度超敏反应的患者	2-（*N*- 吗啉代）乙磺酸（简称 MES）水合物（pH 6.5）、海藻糖二水合物、聚山梨酯 80
维泊妥珠单抗	已知对维泊妥珠单抗或任何辅料过敏的患者禁用本品	琥珀酸、氢氧化钠、蔗糖和聚山梨酯 20
德曲妥珠单抗	禁用于已知对本品活性物质或任何辅料有超敏反应的患者	蔗糖、L- 组氨酸、L- 组氨酸盐酸盐一水合物、聚山梨酯 80
维恩妥尤单抗	糖尿病或高血糖患者	组氨酸、一水合盐酸组氨酸、聚山梨醇酯 20、海藻糖
索米妥昔单抗	无	冰醋酸、聚山梨酯 20、乙酸钠、蔗糖
芦康沙妥珠单抗	对本品活性成分或辅料过敏者	组氨酸、盐酸组氨酸、蔗糖、聚山梨酯 20
泰朗妥昔单抗	无	L- 组氨酸（2.8mg）、L- 组氨酸单盐酸（4.6mg）、聚山梨酯 20（0.4mg）和蔗糖（119.8mg）

续表

通用名	禁忌证	辅料 / 赋形剂
吉妥珠单抗	1. 对本品或其任何赋形剂有超敏反应的患者禁用本品 2. 重度肝毒性患者	葡聚糖 40、蔗糖、氯化钠、单碱式和双碱式磷酸钠
沙西妥昔单抗	1. 既往对本品成分过敏的患者 2. 肿瘤浸润颈动脉的患者（肿瘤缩小、坏死导致的颈动脉出血、肿瘤出血的出现）	无水磷酸氢钠、磷酸二氢钠一水合物、海藻糖水合物、吐温 80
替索单抗	1. 对本品或其任何赋形剂有超敏反应的患者禁用本品 2. 中度或重度肝损害	组氨酸、甘露醇、蔗糖

第三节　用法用量

ADCs 以静脉输注为主，给药剂量、输注时间以及推迟给药的处理应严格按说明书执行，详见表 3–3。一旦用药后出现不良反应，需及时考虑减量或停药，具体标准见第五章。

表 3-3　已上市 ADCs 的说明书用法用量

通用名	标准剂量	推迟或漏服	输注时间
恩美曲妥珠单抗	推荐剂量为 3.6mg/kg，采用静脉输注给药，每 3 周一次（21 天为一个周期）	遗漏一次应尽快给药，同时应调整给药时间表，确保后续给药间隔为 3 周	初始 90min，后续 30min
维布妥昔单抗	推荐剂量为 1.8mg/kg，每 3 周 1 次。如果患者体重大于 100kg，使用 100kg 计算剂量	-	30min 以上
维迪西妥单抗	胃癌：推荐剂量为 2.5mg/kg，采用静脉输注给药，每 2 周一次（21 天为一个周期） 尿路上皮癌：推荐剂量为 2.0mg/kg，采用静脉输注给药，每 2 周一次（21 天为一个周期）	-	30~90min，建议 60min 左右
奥加伊妥珠单抗	本品每个周期的推荐总剂量为 1.8mg/m^2，分 3 次给药，分别在第 1 天（0.8mg/m^2）、第 8 天（0.5mg/m^2）和第 15 天（0.5mg/m^2）给药。第 1 周期的持续时间为 3 周，但如果患者达到完全缓解（CR）或完全缓解伴血液学不完全恢复（CRi），以及/或者未从毒性中恢复，则可以将第 1 周期延长至 4 周。在后续周期内：对于达到 CR 或 CRi 的患者，	＜7 天（一个周期内），中断下一次给药（两次给药至少间隔 6 天） ≥ 7 天，跳过该周期内的下一次给药	-

续表

通用名	标准剂量	推迟或漏服	输注时间
奥加伊妥珠单抗	本品每个周期的推荐总剂量为1.5mg/m^2，分3次给药，分别在第1天（0.5mg/m^2）、第8天（0.5mg/m^2）和第15天（0.5mg/m^2）给药。后续周期的持续时间均为4周。对于未达到CR或CRi的患者，本品每个周期的推荐总剂量为1.8mg/m^2，分3次给药，分别在第1天（0.8mg/m^2）、第8天（0.5mg/m^2）和第15天（0.5mg/m^2）给药。后续周期的持续时间均为4周。在3个周期内未达到CR/CRi的患者应停止本品治疗	≥14天，一旦充分恢复，下一个周期的总剂量减少25%。如果需要进一步调整剂量，则将后续周期的给药次数减为每个周期2次	-
戈沙妥珠单抗	10mg/kg，每21天为一个治疗周期，在第1天和第8天静脉输注	遗漏一次应尽快给药，同时应调整给药时间表，确保后续给药间隔为3周	初始90min，后续30min
维泊妥珠单抗	推荐剂量为1.8mg/kg，采用静脉输注给药，每3周一次（21天为一个周期）	如果在规定日期漏用了本品，应尽快给药，并调整给药时间表，以保持21天给药间隔	初始90min，后续30min

续表

通用名	标准剂量	推迟或漏服	输注时间
德曲妥珠单抗	推荐剂量为 5.4mg/kg，采用静脉输注给药，每 3 周一次（21 天为一个周期），直至疾病进展或出现无法耐受的毒性	遗漏一次应尽快给药，同时应调整给药时间表，确保后续给药间隔为 3 周	初始 90min，后续 30min
维恩妥尤单抗	在与培美曲塞联合使用时，推荐剂量为 1.25mg/kg（最大剂量为 125mg，适用于 ≥ 100kg 的患者），在 21 天周期的第 1 天和第 8 天，直至疾病进展或出现不可接受的毒性。单一药物的推荐剂量为 1.25mg/kg（最大剂量为 125mg，适用 ≥ 100kg 患者），在 28 天周期的第 1 天、第 8 天和第 15 天静脉输注，直至疾病出现进展或出现不可接受的毒副作用	–	30min 以上
索米妥昔单抗	推荐剂量为 6mg/kg，采用静脉输注给药，每 3 周一次（21 天为一个周期）	–	初始 1mg/min，30min 后耐受良好则增速增加至 3mg/min，30min 后耐受良好则增速至 5mg/min

续表

通用名	标准剂量	推迟或漏服	输注时间
芦康沙妥珠单抗	推荐剂量为 5mg/kg，静脉输注，每 2 周给药 1 次，直至疾病进展或出现不可耐受的毒性	–	前4次的输注时间应为90min ±15min，输注后至少监测90min，第 5 次起输注时间和输注后监测时间均为 60min 以上
替朗妥昔单抗	在每个周期的第 1 天静脉输注 0.15mg/kg（每 3 周），共 2 个周期。后续周期为 0.075mg/kg（每 3 周）	如果因相关毒性而延迟给药超过 3 周，将后续剂量减少 50%。如果在减少剂量后毒性再次发生，请考虑停用。注：如果毒性需要在第二次剂量为 0.15mg/kg（第 2 周期）后减少剂量，患者应在第 3 周期接受 0.075mg/kg 的剂量	30min 以上
吉妥珠单抗	1. 新诊断的 CD33 阳性急性髓细胞白血病联合治疗方案，吉妥珠单抗成人的推荐剂量为 $3mg/m^2$ 2. 新诊断的 CD33 阳性急性髓细胞白血病单药方案，诱导周期中第 1 天 $6mg/m^2$，第 8 天 $3mg/m^2$，强化周期中在每 4 周的第 1 天使用 $2mg/m^2$	–	2h 以内

续表

通用名	标准剂量	推迟或漏服	输注时间
吉妥珠单抗	3. 复发性或难治性CD33阳性急性髓细胞白血病单药方案，推荐剂量为第1、4和7天用药3mg/m² 4. 新诊断的CD33阳性急性髓性白血病1月龄及以上儿童，体表面积大于或等于0.6m²的患者，用药剂量为3mg/m²。对于体表面积小于0.6m²的患者，用药剂量为0.1mg/kg 5. 复发或难治性CD33阳性急性髓性白血病2岁及以上儿童，推荐剂量为3mg/m²，第1、4和7天给药	–	2h以内
沙西妥昔单抗	成人常用剂量为640mg/m²，静脉输注，每日1次。在静脉输注结束后20~28h，将激光束应用于病变部位	–	2h以上
替索单抗	推荐剂量为2mg/kg（对于≥100kg的病人，最高剂量为200mg），每3周一次	遗漏一次应尽快给药，同时应调整给药时间表，确保后续给药间隔为3周	30min以上

第四节　配置给药

ADCs的给药方式均为静脉输注，药品性状为注射用粉针剂，需要先复溶再配置稀释液。药品配置的主要风险环节包括药品贮存、复溶前观察、复溶操作以及复溶后等环节，具体操作流程见第七章。配置前应先观察药品的名称、性状、贮存条件以及有效期是否符合说明书要求，详见第二章表2-2。

第五节　药物相互作用

药物相互作用也是药品使用中不可回避的问题，对于中老年肿瘤患者，往往罹患一种甚至多种基础慢性病，用药情况复杂。因此，患者使用ADCs前，应先确保没有相互作用的药物，互相影响疗效和安全性，具体见表3-4。

表3-4　已上市ADCs的相互作用药物

通用名	主要相互作用
恩美曲妥珠单抗	避免联用CYP3A4抑制剂，如酮康唑、伊曲康唑、克拉霉素、阿扎那韦、茚地那韦、奈法唑酮、奈非那韦、利托那韦、沙奎那韦、泰利霉素及伏立康唑等

续表

通用名	主要相互作用
维布妥昔单抗	与强效 CYP3A4 和 P-gp 抑制剂酮康唑合用可能会提高中性粒细胞减少症的发生率，与强效 CYP3A4 诱导剂利福平合用时对该药血浆暴露量没有影响，可能会降低血浆中 MMAE 可测的代谢物浓度
维迪西妥单抗	避免联用 CYP3A4 抑制剂，如酮康唑、伊曲康唑、克拉霉素、阿扎那韦、茚地那韦、奈法唑酮、奈非那韦、利托那韦、沙奎那韦、泰利霉素及伏立康唑等；避免联用 CYP3A 诱导剂，如利福平、利福喷丁、苯妥因、卡马西平、巴比妥类或圣约翰草等
奥加伊妥珠单抗	说明书未记载
戈沙妥珠单抗	避免联用 UGT1A1 的抑制剂或诱导剂，因其分别会增加或减少 SN-38 的暴露量
维泊妥珠单抗	强效 CYP3A4 抑制剂（例如酮康唑）可能使非偶联 MMAE 的浓度 - 时间曲线下面积（AUC）增加 48%。强效 CYP3A4 诱导剂（例如利福平）可使非偶联 MMAE 的暴露量降低。因此，建议本品与 CYP3A4 抑制剂或诱导剂合并用药时需谨慎。
德曲妥珠单抗	说明书未记载
维恩妥尤单抗	双重 P-gp 和强 CYP3A4 抑制剂与本品同时使用会使非结合型 MMAE 的浓度增加 15%，AUC 增加 38%；双重 P-gp 和强 CYP3A4 诱导剂与本品同时使用会使非结合型 MMAE 的浓度降低 28%，AUC 降低 53%

续表

通用名	主要相互作用
索米妥昔单抗	与强 CYP3A4 抑制剂联合使用时，可能会增加非结合型 DM4 暴露，需密切监测患者的不良反应
芦康沙妥珠单抗	本品应避免与强效 CYP3A4 抑制剂合并使用，后者可能会增加本品的暴露量
替朗妥昔单抗	说明书未记载
吉妥珠单抗	本品抑制 CYP450 酶的可能性较低
沙西妥昔单抗	说明书未记载
替索单抗	避免联用 CYP3A4 抑制剂，如酮康唑、伊曲康唑、克拉霉素、阿扎那韦、茚地那韦、奈法唑酮、奈非那韦、利托那韦、沙奎那韦、泰利霉素及伏立康唑等；避免联用 CYP3A4 诱导剂利福平，后者使未结合 MMAE 的 C_{max} 降低 44%，AUC 降低 46%，ADC 暴露量无变化

此外，ADCs 的体内代谢特点，也是影响用药安全性、有效性，规避用药风险的重要内容，详见表 3–5。

表 3-5 已上市 ADCs 的体内代谢特点

通用名	消除半衰期	V_d	代谢酶	排泄途径	其他代谢参数
恩美曲妥珠单抗	Cl=0.68L/d，$t_{1/2}$=4d	3.13L，接近似血浆容量值	CYP3A4（主）/CYP3A5（少）	肾脏	达峰时间 3w 内
维布妥昔单抗	ADC 的 Cl=1.457 L/d、$t_{1/2}$=4~6d，MMAE 的 Cl=19.99L/d、$t_{1/2}$=3~4d	MMAE 的表观分布容积（V_{Mc} 和 V_{Mp}）分别为 7.37L 和 36.4 L	CYP3A4/5	尿液、粪便	
维迪西妥单抗	血清中结合抗体和游离 MMAE 的清除率分别为 0.178 L/h 和 1.01 L/h；估算的消除相半衰期分别约为 1.3d（31h）和 2.6d（62h）	V_{Mc}=29.0L，V_{Mp}=59.3L	CYP3A4/5	粪便	
奥加伊妥珠单抗	12.3d				第 4 周期达峰，蛋白结合率 97%
戈沙妥珠单抗	清除率 0.14 L/h，戈沙妥珠的 $t_{1/2}$=15.3h，SN-38 的 $t_{1/2}$=19.7h	2.96 L	UGT1A1		

续表

通用名	消除半衰期	V_d	代谢酶	排泄途径	其他代谢参数
维泊妥珠单抗	偶联物（acMMAE）消除率为 0.9L/d，$t_{1/2}$=12d，非偶联（MMAE）$t_{1/2}$=4d	3.15L	CYP3A4/5		蛋白结合率 71%~77%
德曲妥珠单抗	清除率 0.41L/d，$t_{1/2}$=5.7d	本品 2.71L，DXd 27.0L	溶酶体酶 CYP3A4	胆汁粪便	蛋白结合率 97%
索米妥昔单抗			CYP3A4	肾脏	第一周期/3w 内达峰
芦康沙妥珠单抗	结合型抗体 Cl=53.2ml/h、$t_{1/2}$=33.5h，总抗体的 Cl=40.4ml/h、$t_{1/2}$=79.4h		CYP3A4		2h 达峰
替朗妥昔单抗	20.8d	7.11 L	CYP3A4/5	SG3199 预计肾排泄最少	第一周期 / 3w 内达峰
吉妥珠单抗	首次 Cl=0.35L/d，二次 Cl=0.15L/d，首次 $t_{1/2}$=62h，二次 $t_{1/2}$=90h	21.4L	通过二硫键的非酶还原广泛代谢		蛋白结合率 97%
沙西妥昔单抗		3.1L			输液结束后达峰
替索单抗	4d	3.13L	CYP3A4	肾脏	第一周期 / 3w 内达峰

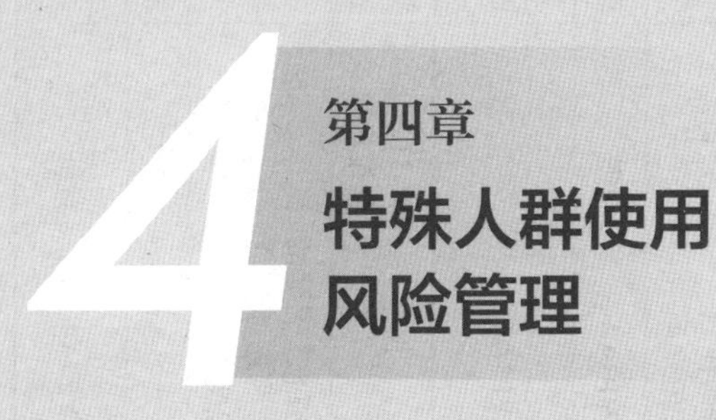

第四章

特殊人群使用风险管理

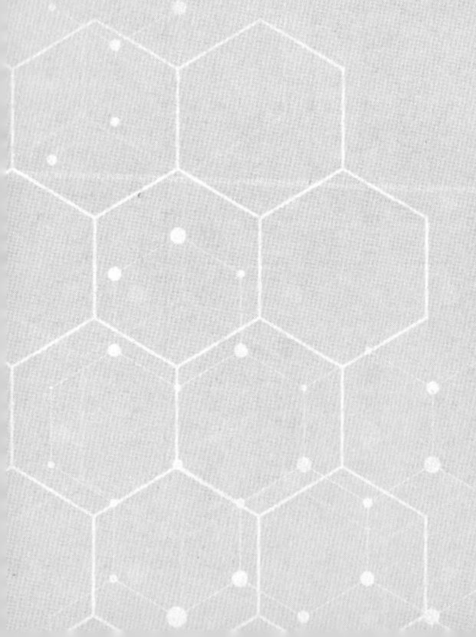

特殊人群这一概念目前尚缺乏统一界定，但广泛涵盖了一类具有特定病理状况或临床特点的肿瘤患者群体，包括但不限于罹患自身免疫性疾病（autoimmune diseases，AIDs）、受到病毒或结核（tuberculosis，TB）感染、经历实体器官移植（solid organ transplantation，SOT）或造血干细胞移植（hematopoietic stem cell transplantation，HSCT）治疗的患者、胸腺上皮肿瘤（thymic epithelial tumors，TETs）患者、需伴随药物治疗者、主要脏器功能受损者、体力状态评分达到或超过 2 分的患者、妊娠期妇女、老年人、儿童 / 青少年，以及疫苗接种后的患者等。鉴于这些特殊人群常被排除在 ADCs 的临床试验之外，导致关于 ADCs 应用于特殊人群的有效性和安全性数据相对匮乏。因此，本章旨在概述针对上述特殊患者群体在使用 ADCs 治疗过程中的主要注意事项。此外，由于主要成分包括蛋白质，ADCs 的过敏风险也不容忽视，将在本章一并讨论。

特别说明的是，对于本章中“尚不明确”的信息，医师均应在权衡利弊及评估治疗风险与获益后谨慎用药，一旦发生不良反应需及时停药、对症处理并主动上报。

第一节 儿童

ADCs因其独特的靶向性和特异性，在儿童肿瘤的治疗中具有广阔的应用前景。然而，由于儿童患者的生理特点和药物代谢动力学与成人存在差异，因此在研发和使用ADCs时，需要充分考虑这些因素，以确保药物的安全性和有效性。目前，ADCs中基于儿童患者的临床研究较少，绝大部分ADCs的说明书中均缺少针对儿童的临床研究数据。在临床确需儿童使用ADCs时，应由具备相应资格的临床医师决定，用药时严格遵循医嘱，注意药物的剂量、用法和疗程。用药后密切观察儿童患者的反应情况，如有不良反应应及时就医处理。

此外，ADCs仍处于不断研发和完善阶段，因此在使用过程中应保持谨慎态度，关注最新的研究进展和临床数据。其中，Besponsa（奥加伊妥珠单抗）已于2017年获得美国FDA批准，用于治疗一岁及以上患有CD–22阳性R/R B细胞前体ALL（急性淋巴细胞白血病）的儿童。国内自主研发的ADC类新药目前只有获批用于流感儿童的药品，针对肿瘤患儿的新药还在研发中。表4–1列举了ADCs在儿童中的用药风险。

表 4-1 ADCs 在儿童中的用药风险

通用名	风险评估
恩美曲妥珠单抗	尚不明确
维布妥昔单抗	尚不明确
维迪西妥单抗	尚不明确
奥加伊妥珠单抗	国内尚不明确 美国 FDA 批准 1 岁以上儿童
戈沙妥珠单抗	尚不明确
维泊妥珠单抗	尚不明确
德曲妥珠单抗	尚不明确
维恩妥尤单抗	尚不明确
索米妥昔单抗	尚不明确
芦康沙妥珠单抗	尚不明确
替朗妥昔单抗	尚不明确
吉妥珠单抗	无临床显著影响
沙西妥昔单抗	尚不明确
替索单抗	尚不明确

第二节 老年人

理论上，老年人在使用 ADCs 时的安全性和有效性与年轻患者无整体差异。然而，由于老年人的生理特点，如肝肾功能可能减退，因此在使用ADCs时仍需谨慎，并密切关注可能出现的不良反应。

老年人使用ADCs的安全性提示，主要来自以下三方面。

1. 临床试验数据

目前，对于大部分已上市的ADCs的临床试验表明，65~75岁的老年肿瘤患者用药的有效性和安全性与年轻患者相当。但超过75岁的老年患者需要谨慎评估，因为现有的临床试验中，对于年龄超过75岁的老年患者接受ADCs治疗的有效性和安全性信息不足，同时也缺乏针对老年患者接受ADCs治疗的前瞻性队列研究，多数证据来自经过高度筛选患者的前瞻性临床试验的亚组分析。

2. 临床前实验数据

ADCs在动物实验中的安全性数据也是评估其人类使用安全性的重要参考。通过比较不同动物种属对ADCs的反应差异，可以预测ADCs在人体中的潜在毒性反应和安全性问题。此外，深入了解ADCs的毒性机制有助于更准确地评估其安全性。例如，ADCs如何与靶抗原结合、如何被细胞摄取和代谢、如何引起细胞毒性等，都有助于预测和减少ADCs在老年人中的不良反应风险。

3. 用药风险评估

用药风险评估主要包括患者基础情况和药物特性

两方面的评估。如前所述，对于老年人“尚不明确”的信息，医师均应在权衡利弊及评估治疗风险与获益后谨慎用药。

患者基础情况方面，首先是生理功能评估：老年人的肝肾功能、心脏功能等生理功能可能有所下降，这些变化会影响药物的代谢和排泄。因此，在使用 ADCs 前，应对老年人的生理功能进行全面评估，以确定是否适合使用该药物。其次是患者的疾病史和用药史：了解老年人的疾病史和用药史，特别是与当前治疗相关的疾病和药物，以评估是否存在潜在的药物相互作用或不良反应风险。

药物特性方面，一是药代动力学特性：ADCs 由抗体、连接子和细胞毒性药物组成，其药代动力学特性复杂。在老年人中，由于肝肾功能可能下降，药物的吸收、分布、代谢和排泄可能发生变化。因此，需要特别关注 ADCs 在老年人中的药代动力学特性，以确定是否需要调整剂量或给药方案。二是毒性特征：ADCs 的毒性特征包括血液学毒性、输液反应、超敏反应、周围神经病变等。在老年人中，这些毒性反应可能更为严重或难以耐受。因此，在评估 ADCs 的安全性时，需要充分考虑其毒性特征对老年人的影响。表 4–2 列举了 ADCs 在老年人中的用药风险。

表 4-2 ADCs 在老年人中的用药风险

通用名	风险评估
恩美曲妥珠单抗	无需调整剂量
维布妥昔单抗	无需调整剂量
维迪西妥单抗	无需调整剂量
奥加伊妥珠单抗	无需调整剂量
戈沙妥珠单抗	无需调整剂量
维泊妥珠单抗	无需调整剂量
德曲妥珠单抗	65 岁以上无需调整剂量 75 岁以上尚不明确
维恩妥尤单抗	65 岁以上无需调整剂量 75 岁以上致死性比例上升
索米妥昔单抗	无需调整剂量
芦康沙妥珠单抗	65 岁以上无需调整剂量
替朗妥昔单抗	无需调整剂量
吉妥珠单抗	无需调整剂量
沙西妥昔单抗	尚不明确
替索单抗	尚不明确

第三节 妊娠期和哺乳期妇女

ADCs 在妇科肿瘤治疗中的应用日益广泛，特别是在卵巢癌的治疗中展现出良好的疗效。比如，mirvetuximab soravtansine（IMGN853）适用于治疗铂类化疗耐药且叶酸受体 –α（FRα）高表达的卵巢癌患者。又如，HR–A1921 在复发性铂耐药卵巢癌患者的临床研究中展现出较好的安全性和有效性。然而，ADCs 在发挥治疗作用之余，也对特殊期妇女存在潜在风险，比如妊娠期、哺乳期等。对于特殊时期妇女的用药建议严格参照说明书执行，详见表 4–3（备孕期男性的用药风险也一并总结），并积极做好以下三点。

1. 全面评估患者情况

在使用 ADCs 前，应全面评估患者的身体状况、过敏史、用药史等情况，以确定是否适合使用此类药物。

2. 密切监测不良反应

在使用 ADCs 期间，应密切监测患者的不良反应情况，并根据患者的反应及时调整治疗方案。

3. 剂量调整

根据患者的体重、年龄、肝肾功能等情况，以及药物的说明书和医师的建议，合理调整 ADCs 的剂量。

表 4-3 ADCs 在生育期间的用药风险

通用名	备孕	妊娠	哺乳
恩美曲妥珠单抗	咨询医师	建议停药或避孕	停药或停止哺乳
维布妥昔单抗	服药期间或停药后6个月内两种方法避孕	无临床数据，动物研究提示生殖毒性	尚不明确
维迪西妥单抗	男女：服药期间或停药后半年内避孕	停药或终止妊娠	停药或中止哺乳
奥加伊妥珠单抗	女：服药期间或停药后8个月内避孕 男：服药期间或停药后5个月内避孕	咨询医护人员	用药期间或停药后2个月内停止哺乳
戈沙妥珠单抗	咨询医师	有胎儿致畸、致死风险	用药期间或停药后1个月内停止哺乳
维泊妥珠单抗	女：服药期间或停药后3个月内避孕 男：服药期间或停药后5个月内避孕	尚不明确，不排除潜在风险	用药期间或停药后3个月内停止哺乳
德曲妥珠单抗	女：服药期间或停药后7个月内避孕 男：服药期间或停药后4个月内避孕	建议停药或避孕	用药期间或停药后7个月内停止哺乳
维恩妥尤单抗	女：服药期间或停药后2个月内避孕 男：服药期间或停药后4个月内避孕	尚不明确，不排除潜在风险	尚不明确，用药期间或停药后3周内停止哺乳

续表

通用名	备孕	妊娠	哺乳
索米妥昔单抗	服药期间或停药后7个月内避孕	不排除潜在风险	用药期间或停药后1个月内停止哺乳
芦康沙妥珠单抗	男女：服药期间或停药后半年内避孕	用药期间或停药后6个月内避孕	用药期间或停药后6个月内停止哺乳
替朗妥昔单抗	女：服药期间或停药后10个月内避孕 男：服药期间或停药后7个月内避孕	不排除潜在风险	用药期间或停药后3周内停止哺乳
吉妥珠单抗	咨询医师	停药	停药或中止哺乳
沙西妥昔单抗	尚不明确	不排除潜在风险	不排除潜在风险
替索单抗	咨询医师	停药	停药或中止哺乳

第四节　肝功能不全患者

肝脏是药物代谢的重要器官，肝脏的功能水平影响着药物在体内的浓度和存在形式，因而严重影响药物的安全性和有效性。同时，药物的毒副作用也会造成肝脏的损伤。肝功能不全患者使用 ADCs 建议严格参照说明书执行，详见表 4–4。

表 4-4　ADCs 在肝功能不全患者中的用药风险

通用名	轻度	中度	重度
恩美曲妥珠单抗	无需调整剂量		尚不明确
维布妥昔单抗	减量并监测	避免使用	
维迪西妥单抗	无需调整剂量	尚不明确	
奥加伊妥珠单抗	视总胆红素与 AST/ALT 而定		
戈沙妥珠单抗	无需调整剂量	尚不明确	
维泊妥珠单抗	无需调整剂量	尚不明确	
德曲妥珠单抗	TBil ≤ 1.5ULN 无需调整剂量，TBil ≥ 1.5ULN 尚不明确		
维恩妥尤单抗	尚不明确	发生 3 级以上 ADR 和死亡的概率升高	
索米妥昔单抗	无需调整剂量	避免使用	
芦康沙妥珠单抗	无需调整剂量	尚不明确	
替朗妥昔单抗	无需调整剂量	尚不明确	
吉妥珠单抗	无需调整剂量	尚不明确	
沙西妥昔单抗	尚不明确		
替索单抗	无需调整剂量	尚不明确	

第五节　肾功能不全患者

肾脏是药物的主要排泄器官，药物的毒性水平和蓄积程度直接影响肾脏的排泄功能。肾功能不全患者使用ADCs建议严格参照说明书执行，详见表4-5。

表4-5 ADCs在肾功能不全患者中的用药风险

通用名	轻度	中度	重度
恩美曲妥珠单抗	无需调整剂量		尚不明确
维布妥昔单抗	监测	减量并监测	避免使用
维迪西妥单抗	无需调整剂量		尚不明确
奥加伊妥珠单抗	无需调整剂量		
戈沙妥珠单抗	无需调整剂量	尚不明确	
维泊妥珠单抗	无需调整剂量	尚不明确	
德曲妥珠单抗	无需调整剂量		尚不明确
维恩妥尤单抗	尚不明确		
索米妥昔单抗	无需调整剂量		尚不明确
芦康沙妥珠单抗	无需调整剂量		尚不明确
替朗妥昔单抗	无需调整剂量		尚不明确
吉妥珠单抗	无需调整剂量		尚不明确
沙西妥昔单抗	尚不明确		
替索单抗	无需调整剂量		尚不明确

第六节　其他特殊人群

其他特殊人群是指使用ADCs可能引发或加重某类特殊疾病的患者，如肝脏、肺脏疾病、神经毒性等，建议严格参照说明书执行，详见表4–6。

表4-6　ADCs在其他特殊人群中的用药风险

通用名	特殊风险人群
恩美曲妥珠单抗	间质性肺病、3~4级神经毒性患者禁用
维布妥昔单抗	因肺毒性，不可与博来霉素合用
奥加伊妥珠单抗	VOD/SOS患者禁用
维迪西妥单抗	暂无报道
戈沙妥珠单抗	暂无报道
维泊妥珠单抗	暂无报道
德曲妥珠单抗	暂无报道
维恩妥尤单抗	糖尿病、肺炎
索米妥昔单抗	暂无报道
芦康沙妥珠单抗	暂无报道
替朗妥昔单抗	暂无报道
吉妥珠单抗	暂无报道
沙西妥昔单抗	肿瘤浸润颈动脉的患者
替索单抗	暂无报道

第七节 有过敏史患者

有过敏史患者使用 ADCs 建议严格参照说明书执行，详见表 4-7。

表 4-7 ADCs 在有过敏史患者中的用药风险

通用名	说明书禁忌证
恩美曲妥珠单抗	对本品活性成分或辅料发生超敏反应者禁用
维布妥昔单抗	对本品活性成分或辅料过敏者禁用
维迪西妥单抗	对本品超敏反应者禁用
奥加伊妥珠单抗	对本品活性成分或辅料过敏者禁用
戈沙妥珠单抗	对本品发生重度超敏反应者禁用
维泊妥珠单抗	对本品活性成分或辅料过敏者禁用
德曲妥珠单抗	对本品活性成分或辅料过敏者禁用
维恩妥尤单抗	说明书暂无记载
索米妥昔单抗	说明书暂无记载
芦康沙妥珠单抗	说明书暂无记载
替朗妥昔单抗	说明书暂无记载
吉妥珠单抗	对本品超敏反应者禁用
沙西妥昔单抗	既往对本品过敏者慎用
替索单抗	对本品超敏反应者禁用

5

第五章

不良反应及风险管理措施

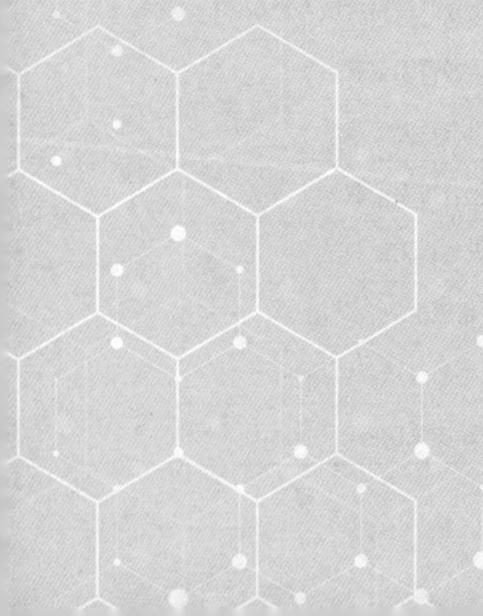

第一节　治疗前评估

ADCs 治疗相关不良反应可累及全身多个器官，且由于抗体和细胞毒性药物不同，各药物不良反应谱之间存在差异。因此，患者在进行 ADCs 治疗前应进行全面系统的评估。用药前除评估常规的体能状态［美国东部肿瘤协作组（Eastern Cooperative Oncology Group，ECOG）体能状态评分］、实验室检查和影像学检查，明确肿瘤的临床分期、病理分型、既往治疗史、非肿瘤并发症和伴发疾病外，还应对不良反应发生的靶器官功能状态进行评估。如有皮疹、瘙痒、白癜风等，需记录发生部位及严重程度、评估基础心肺功能、有无眼部基础疾病，以及血糖、血脂等代谢和内分泌系统基础状态等，并在此基础上制定及调整治疗方案，预防可能发生的药物不良反应。此外，需特别注意在特殊人群中的应用，如患有活动性角膜炎或角膜溃疡的患者不建议应用维恩妥尤单抗（EV），既往存在 2 级及以上的感觉或运动神经病变患者不建议应用维恩妥尤单抗或维迪西妥单抗（RC48）。对 ADCs 中活性成分或任何辅料存在超敏反应是 ADCs 的禁忌证。

肿瘤患者治疗前评估项目及具体内容见表 5-1。

表 5-1　治疗前评估项目及评估内容

评估项目	评估内容
一般情况	现病史、既往史、家族史、婚育史、过敏史、体格检查
肿瘤诊断情况	瘤种、临床分期、病理分型、免疫组化、基因检测 [肿瘤组织、循环肿瘤细胞（ctDNA）]
肿瘤治疗情况	既往治疗方案、疗效及不良反应情况
检查	分期检查、评效检查（X 线、CT、MRI、PET-CT、骨扫描）
检验	血常规、尿常规、血生化等

不良反应的管理对于保证治疗效果及提高患者生活质量至关重要，应全面认识和关注 ADCs 的不良反应，早期预防，密切监控，并及时采取合理有效的治疗措施。对于重度不良反应，应暂停或终止给药。多学科团队合作是处理不良反应的有力保障，加强与感染科、呼吸科、内分泌科、皮肤科、消化科、心内科等多学科专家之间的合作在抗体偶联药物不良反应管理中具有重要意义。

黑框警告（black box warning，boxed warning）是美国 FDA 要求在处方药的说明书上写明的一种对药物不良反应的警告标志，是最高级别的警告，代表该药物具有引起严重、甚至危及生命的不良反应的重大风险，治疗前应特别引起注意。本书收录的抗 ADCs 中有黑框警告的药物见表 5-2。

表 5-2　黑框警告

药品	黑框警告内容
恩美曲妥珠单抗	肝毒性、心脏毒性及胚胎 – 胎儿毒性
维布妥昔单抗	PML 和死亡的 JC 病毒感染
奥加伊妥珠单抗	肝脏毒性，包括肝静脉闭塞性疾病（VOD），也称为肝窦阻塞综合征（SOS）和造血干细胞移植（HSCT）后非复发性死亡的风险增加
戈沙妥珠单抗	中性粒细胞减少症、腹泻
德曲妥珠单抗	间质性肺病、胚胎 – 胎儿毒性
吉妥珠单抗	肝毒性，包括严重或致命的肝静脉闭塞性疾病，也称为肝窦阻塞综合征
维恩妥尤单抗	严重和致命的皮肤不良反应，包括 Stevens-Johnson 综合征（SJS）和中毒性表皮坏死松解症（TEN），主要发生在第一个治疗周期，但可能在发生密切监测皮肤反应以后立即停止并考虑转诊，以获得 SJS 或 TEN 或严重皮肤反应的专科护理；对确诊的 SJS 或 TEN 患者永久停药；或 4 级或复发性 3 级皮肤反应
替索单抗	眼部毒性，tivdak 引起角膜上皮和结膜的变化，导致视力变化，包括严重的视力丧失和角膜溃疡。在每次给药前进行基线眼科检查，并根据临床指示，在输液之前、期间和之后坚持用药前和所需的眼部护理。根据病情的严重程度，保留 tivdak 直至病情好转并恢复、减少剂量或永久停药
索米妥昔单抗	眼部毒性

第二节 不良反应的防治

药品不良反应，是指合格药品在正常用法用量下出现的与用药目的无关的有害反应。

基于临床研究及临床实践的常见不良反应谱，对抗体偶联药物不良反应的预测及防治管理对患者提高依从性、获得疗效至关重要。不良反应可借鉴一、二级预防的理念，进行全面、全程管理。一级预防，又称病因预防、初级预防，首先确定危险因素，在不良反应尚未发生时即采取预防措施。如抗 HER2 为靶点的 ADCs，Q–T 间期延长是许多药物的常见不良反应，一般先天性长 Q–T 间期综合征患者、蒽环类抗肿瘤药物达累积剂量的患者为高危人群，不建议应用易导致 Q–T 间期延长的靶向药物。同时应定期监测心电图及电解质（钾、镁），排查是否合用 CYP3A 强效抑制剂及其他已知延长 Q–T 间期的药物，也是防治 Q–T 间期延长的一级预防措施。

二级预防是指早发现、早诊断、早治疗。如间质性肺病（interstitial lung disease，ILD）/ 非感染性肺炎，其主要表现为新发的呼吸困难等肺部症状，对于具有这类不良反应的患者，出现症状应及时就诊，完善相关检查、鉴别和诊断，排除其他原因后积极进行包括激素冲击在内的对症治疗。

第三节 不良反应分级及药物调整水平

一、CTCAE 分级

不良反应分级主要参考美国国家癌症研究所（National Cancer Institute，NCI）发布的常见不良事件评价标准（common terminology criteria for adverse events，CTCAE），目前已更新至 5.0 版。CTCAE 分级需考虑病情严重程度及是否需要治疗，具体见表 5-3，常见不良反应的分级见表 5-4。

表 5-3 CTCAE 分级依据

分级	严重程度	是否需要治疗
1 级	轻度；无症状或轻度症状；仅临床或诊断发现	无需治疗
2 级	中度：年龄相关工具性日常生活活动受限 *	最小的、局部的或非侵入性治疗指征
3 级	重度或重要医学意义，但不会立即危及生命；致残；自理性日常生活活动受限 **	住院治疗或延长住院时间指征
4 级	危及生命	需紧急治疗
5 级	死亡	–

注：* 表示工具性日常生活活动（ADL），是指做饭、购买杂货或衣服、使用电话、理财等。** 表示自理性日常生活活动，是指洗澡、穿衣和脱衣、进食、如厕、服用药物，而不是卧床不起。– 表示暂无相关数据

表 5-4　常见不良反应的分级

类别	不良事件	1 级	2 级	3 级	4 级	5 级
胃肠道反应	恶心	食欲降低、不伴进食习惯改变	经口摄食减少不伴明显的体重下降，脱水或营养不良	经口摄入能量和水分不足，需要鼻饲，全肠外营养或者住院	-	-
	呕吐	不需要进行干预	门诊静脉补液：需要进行医学干预	需要鼻饲，全肠外营养或住院治疗	危及生命	死亡
	腹泻	与基线相比，大便次数增加，每天＜4次；造瘘口排出物轻度增加	与基线相比，大便次数增加，每天4~6次；造瘘口排出物中度增加；借助于工具的日常生活活动受限	与基线相比，大便次数增加，每天≥7次；需要住院治疗；与基线相比，造瘘口排出物重度增加；自理性日常生活活动受限	危及生命；需要紧急治疗	死亡

续表

类别	不良事件	1级	2级	3级	4级	5级
胃肠道反应	便秘	偶然或间断性出现；偶尔需要使用粪便软化剂，轻泻药，饮食习惯调整或灌肠	持续症状，需要有规律的使用轻泻药或灌肠；借助于工具的日常生活活动受限	需手工疏通的顽固性便秘；自理性日常生活活动受限	危及生命；需要紧急治疗	死亡
骨髓抑制	白细胞	＜正常值下限~3.0×10^9/L	＜（3.0~2.0）$\times 10^9$/L	＜（2.0~1.0）$\times 10^9$/L	＜1.0×10^9/L	–
	中性粒细胞	＜正常值下限~1.5×10^9/L	＜（1.5~1.0）$\times 10^9$/L	＜（1.0~0.5）$\times 10^9$/L	＜0.5×10^9/L	–
	血小板	＜正常值下限~75.0×10^9/L	＜（75.0~50.0）$\times 10^9$/L	＜（50.0~25.0）$\times 10^9$/L	＜25.0×10^9/L	–
	血红蛋白	＜正常值下限~100g/L	＜100~80g/L	＜80g/L；需要输血治疗	危及生命；需要紧急治疗	死亡

续表

类别	不良事件	1级	2级	3级	4级	5级
骨髓抑制	发热性中性粒细胞减少	–	–	ANC＜1000/mm^3 伴单次体温＞38.3℃（101℉）或持续体温≥38℃（100.4℉）超过1小时	危及生命；需要紧急治疗	死亡
心脏功能损伤	射血分数降低	–	静息射血分数50%~40%；或低于基线值10%~19%	静息射血分数（EF）39%~20%；低于基线值＞20%	静息射血分数（EF）＜20%	–
	心电图Q–Tc间期延长	平均Q–Tc 450~480ms	平均Q–Tc 481~500ms	平均Q–Tc≥501ms；基线期＞60ms	尖端扭转型室速；阵发性室性心动过速；严重心律不齐体征/症状	–

续表

类别	不良事件	1级	2级	3级	4级	5级
皮肤不良反应	痤疮样皮疹	丘疹和（或）脓疱覆盖＜10%BSA，伴或不伴瘙痒和触痛	丘疹和（或）脓疱覆盖10%~30%BSA，伴或不伴瘙痒和触痛；伴心理影响；伴日常生活工具使用受限；丘疹和（或）脓疱覆盖＞30% BSA，伴或不伴轻度症状	丘疹和（或）脓疱覆盖＞30% BSA，伴中重度症状；生活自理受限；伴局部感染，需要局部抗生素治疗	威胁生命；丘疹和（或）脓疱累积任意体表范围，伴或不伴有瘙痒或触痛，与广泛感染相关，需要静脉抗生素治疗	死亡
	甲沟炎	甲沟肿胀或红斑；甲周皮肤受损	需要局部治疗，口服给药；甲沟肿胀或红斑伴疼痛；甲板分离或脱落；日常生活工具使用受限	需要手术治疗，需要静脉抗生素治疗；日常生活自理能力受限	–	–
口腔黏膜炎	口腔黏膜炎	无症状或轻微症状，无需治疗	中度疼痛或溃疡，不影响经口进食，需调整饮食	严重疼痛，影响经口进食	危及生命，需要紧急治疗	死亡

二、ADCs 剂量调整

国内已上市 ADCs 推荐起始剂量以及调整策略见表 5-5。针对每种不良事件的剂量调整方案请见相应章节。对于常见不良反应，通用的调整策略为：① 1~2 级，大多无需特殊处理，可以维持原推荐剂量给药，保持临床监测；② 3 级需暂停给药直至恢复至 ≤ 1 级，之后按原剂量，或降低一个剂量水平继续治疗；③ 4 级需暂停给药直至恢复至 ≤ 1 级，之后降低一个剂量水平继续治疗；若 3 周内仍不恢复，应考虑终止治疗。以上为当前已批准 ADC 剂量调整的一般原则，临床实践中请务必遵照各个药物最新版本说明书进行减量或终止治疗。

表 5-5　国内已上市 ADCs 致不良反应的剂量调整

CTCAE 分级	1~2	3	4
恩美曲妥珠单抗	维持原剂量 3.6mg/kg 继续用药	第一次出现：暂停用药，直至恢复 1 级或治疗前水平，3.6mg/kg 第二次出现：暂停用药，直至恢复 1 级或治疗前水平，3.0mg/kg 第三次出现：暂停用药，直至恢复 1 级或治疗前水平，2.4mg/kg 第四次出现：停止用药	暂停用药，直至恢复 1 级或治疗前水平，2.4mg/kg 若 3 周内仍不恢复，终止用药

续表

CTCAE 分级	1~2	3	4
维迪西妥单抗	维持原剂量 2.5mg/kg 继续用药	第一次出现：暂停用药，直至恢复1级或治疗前水平，2.5mg/kg 第二次出现：暂停用药，直至恢复1级或治疗前水平，2.0mg/kg 第三次出现：暂停用药，直至恢复1级或治疗前水平，1.5mg/kg 第四次出现：停止用药	暂停用药，直至恢复1级或治疗前水平，2.0mg/kg 若3周内仍不恢复，终止用药
维布妥昔单抗	维持原剂量 1.8mg/kg 继续用药	第一次出现：暂停用药，直至恢复1级或治疗前水平，1.8mg/kg 重新开始治疗 第二次出现：减量至 1.2mg/kg	暂停用药，直至恢复1级或治疗前水平，1.2mg/kg 若3周内仍不恢复，终止用药
奥加伊妥珠单抗	每周期总剂量 1.8mg/m^2，其中第1日 0.8mg/m^2，第8日0.5mg/m^2，第15日0.5mg/m^2	暂停下一周期给药，若不良反应持续大于14天，后续周期给药总剂量减少25%；若需要，可将每周期的给药次数减至2次	停止用药
戈沙妥珠单抗	维持 10mg/kg 继续用药	第一次出现：减至 7.5mg/kg； 第二次出现：减至 5.0mg/kg； 第三次出现：停止用药	减至 5.0mg/kg

第四节　常见不良反应及风险管理措施

一、骨髓抑制

骨髓抑制是ADCs常见的不良反应，主要包括血小板减少（thrombopenia）、白细胞减少（leucopenia）、中性粒细胞减少（neutropenia）、贫血（anemia）。白细胞、中性粒细胞减少可导致患者感染风险增加，严重者可出现发热性中性粒细胞减少（febrile neutropenia，FN）；血小板减少可导致或加重患者凝血功能障碍，出血风险增加；贫血严重者可导致红细胞携氧不足以向组织器官充分供氧，轻者出现乏力、疲劳、头晕，重者可导致严重器官功能障碍。上述骨髓抑制可严重影响患者生活质量，延迟患者治疗，甚至造成患者死亡，应特别予以注意。因此，建议应用ADCs前进行全血细胞计数检查，对于不符合治疗要求的患者应慎重用药，待血液指标恢复正常或给予支持治疗恢复正常后方可用药。在治疗期间定期监测血细胞计数。抗肿瘤治疗导致的骨髓抑制分级见表5–6。

表 5-6 骨髓抑制的 CTCAE5.0 分级

不良反应	1 级	2 级	3 级	4 级	5 级
白细胞减少	＜正常值下限~3.0×10^9/L	＜（3.0~2.0）$\times10^9$/L	＜（2.0~1.0）$\times10^9$/L	＜1.0×10^9/L	–
中性粒细胞减少	＜正常值下限~1.5×10^9/L	＜（1.5~1.0）$\times10^9$/L	＜（1.0~0.5）$\times10^9$/L	＜0.5×10^9/L	–
血小板减少	＜正常值下限~75.0×10^9/L	＜（75.0~50.0）$\times10^9$/L	＜（50.0~25.0）$\times10^9$/L	＜25.0×10^9/L	–
血红蛋白减少	＜正常值下限~100g/L	＜100~80g/L	＜80g/L；需要输血治疗	危及生命；需要紧急治疗	死亡
发热性中性粒细胞减少	–	–	ANC＜1000/mm^3伴单次体温＞38.3°C（101°F）或持续体温≥38°C（100.4°F）超过 1 小时	ANC＜1000/mm^3伴单次体温＞38.3°C（101°F）或持续体温≥38°C（100.4°F）超过 1 小时	死亡

常见导致骨髓抑制的ADCs包括恩美曲妥珠单抗（T-DM1）、德曲妥珠单抗（T-DXd）、戈沙妥珠单抗（SG）。

1. 血小板减少

血小板减少症是T-DM1最常见的不良反应之一，在全球人群中，T-DM1治疗患者中所有级别血小板减少发生率为20%~38%，3~4级的发生率为2%~13%；亚洲人群所有级别的血小板减少发生率达52.5%~69.8%，3~4级的发生率为29.8%~45%。此外，维迪西妥单抗所有级别血小板减少发生率约为16%，3~4级发生率为1.1%；维布妥昔单抗所有级别血小板减少发生率约为28%，3~4级发生率为9%；奥加伊妥珠单抗所有级别血小板减少发生率约为51%，3~4级发生率为42%。

血小板减少症风险管控措施

对于首次使用ADCs的患者，应在治疗前、每个治疗周期前1天及末次药物用药30天后应定期检测血常规；在ADCs用药期间，应规范监测血小板，出现血小板减少应及时调整用药剂量（表5-6），同时评估出血风险并进行干预。药物剂量调整建议：2级（早期患者）和3级血小板减少的患者需暂停ADCs用药，直至恢复至≤1级血小板减少。恢复后重新开始用药，剂量不变。如果早期患者由于2或3级血小板减少2次推迟用药，则考虑药物减量。4级血小板减少的患者处理与3级类似，但重新开始ADCs用药时，剂量需降低1个水平。对于≥3级血小板减少的患者，建议给予促血小板生成药物治疗。若血小板计数降低达到≥3级（<50000/mm^2），应暂停ADCs，直至血小板计数恢复至1级（≥75000/mm^2）。

2. 中性粒细胞减少

德曲妥珠单抗、戈沙妥珠单抗、维恩妥尤单抗及维迪西妥单抗等均有导致中性粒细胞减少症的风险。严重程度主要以1~2级为主。ROPHY–U–01研究显示，戈沙妥珠单抗中性粒细胞减少发生率为46%，≥3级的发生率为34%；C005研究结果显示，维迪西妥单抗中性粒细胞减少发生率为41.9%，≥3级的发生率为14%；301研究中维恩妥尤单抗中性粒细胞减少发生率为10.1%，≥3级的发生率为6.1%。

德曲妥珠单抗治疗患者中所有级别的中性粒细胞减少症中位发病时间为22天，戈沙妥珠单抗治疗患者中所有级别的中性粒细胞减少症中位发病时间为21天，中位持续时间为6天。对于使用戈沙妥珠单抗的患者，药物调整建议：≥3级中性粒细胞减少症患者应适当减少剂量（第1次减少初始剂量的25%，第2次减少初始剂量的50%，第3次终止治疗）或暂停给药，直至恢复至≤2级；出现3级发热性中性粒细胞减少症（≥38.5℃）的患者，应暂停给药，如果暂停给药3周以上，则终止治疗。

中性粒细胞减少风险管控措施

接受ADCs治疗的过程中，在开始治疗前、每个治疗周期开始时、前两个治疗周期的第15天以及有临床指征时应监测全血细胞计数，通过中性粒细胞数量调整治疗方案（表5-6）。

药物治疗开始前，对于发热性中性粒细胞减少症高危（＞20%）或中危（10%~20%）风险且合并其他危险因素的患者，可给予粒细胞集落刺激因子（granulocyte colony stimulating factor，G-CSF）预防。若药物治疗后使用G-CSF，需间隔24~48小时；G-CSF用药后开始下一周期药物治疗至少间隔48小时。单周治疗方案不推荐使用长效G-CSF，第1天和第8天用药的患者，期间不推荐使用G-CSF。中性粒细胞绝对计数＜100个/平方毫米预期将持续1周以上时，可给予预防性的抗感染治疗。体温＞38℃时，获取血液培养后、任何其他检查完成前立即开始经验性广谱抗生素治疗（一般要求在就诊的60分钟内给予），待病原体明确后再及时调整治疗用药。

对于前6个治疗周期内发生最高严重程度为1或2级中性粒细胞减少症的患者，其后续周期的全血细胞计数监测时间应为每3个月1次、每个周期开始之前以及有临床指征时。应在发热性中性粒细胞减少达到3级以上合并其他风险因素的患者，可给予G-CSF治疗。

3. 贫血

贫血风险管控措施

对于ADCs治疗期间发生血红蛋白（Hb）水平下降的患者，应根据贫血程度完善检查。对于Hb水平在80~110g/L，且提示缺铁（转铁蛋白饱和度＜20%或者铁蛋白＜100ng/ml）或者维生素B_{12}/叶酸缺乏，可以采取补铁、补充维生素B_{12}和（或）叶酸治疗：如贫血严重时，当Hb水平低于80g/L，则暂停给药28天或者开始减量给药；监测Hb水平恢复至90g/L继续给药；未能恢复则考虑终止给药，需要给予促红细胞生成药物或进行红细胞输注。ADCs血液毒性发生情况及处置要求见表5-7。

表 5-7　ADCs 血液毒性发生情况及处置要求

通用名	非常常见	常见	少见	1 度	2 度	3 度	4 度
恩美曲妥珠单抗	血小板减少、贫血	齿龈出血	–	–	–	–	–
维布妥昔单抗	–	血小板减少、贫血	–	–	–	–	–
维迪西妥单抗	贫血、白细胞计数降低、中性粒细胞计数降低、血小板计数降低	淋巴细胞计数降低、中性粒细胞百分比降低	骨髓抑制，发热性中性粒细胞减少症	–	–	前三次暂停用药对症治疗，至恢复至0~1 级或用药前水平继续用药；第四次时医师酌情处理	第一次暂停用药对症治疗，至恢复至0~1 级或用药前水平继续用药；第二次医师酌情处理
奥加伊妥珠单抗	血小板减少，中性粒细胞减少，中性粒细胞减少伴发热；贫血、白细胞减少	骨髓造血功能衰竭、骨髓再生障碍伴发热和全血细胞减少	–	–	–	–	–

续表

通用名	非常常见	常见	少见	1度	2度	3度	4度
戈沙妥珠单抗	血小板减少、贫血	齿龈出血	–	–	–	–	–
维泊妥珠单抗	发热性中性粒细胞减少症、中性粒细胞减少症、血小板减少症、贫血、白细胞减少症	淋巴细胞减少症、全血细胞减少症	–	–	–	–	–
德曲妥珠单抗	中性粒细胞减少、血小板减少、贫血、白细胞减少	淋巴细胞减少症、发热性中性粒细胞减少症	–	–	–	–	–
维恩妥尤单抗	血红蛋白减少，中性粒细胞减少，淋巴细胞减少	–	–	–	–	–	–

续表

通用名	非常常见	常见	少见	1度	2度	3度	4度
索米妥昔单抗	淋巴细胞减少、白细胞减少、中性粒细胞减少、血红蛋白减少、血小板减少	–	–	–	–	–	
芦康沙妥珠单抗	血红蛋白降低、白细胞计数降低、中性粒细胞计数降低、血小板计数降低、淋巴细胞计数降低	–	–	–	–	中性粒细胞计数降低（32.3%）、血红蛋白降低（27.7%）、白细胞计数降低（25.4%）、血小板计数降低（12.3%）、淋巴细胞计数降低（6.9%）	–
替朗妥昔单抗	3级或4级中性粒细胞减少、血小板减少、贫血、发热性中性粒细胞减少	发热性中性粒细胞减少症（3%）		–	–	–	

续表

通用名	非常常见	常见	少见	1度	2度	3度	4度
吉妥珠单抗	长期血小板减少症、长期中性粒细胞减少症	血小板减少症、发热性中性粒细胞减少	–	成人：如果血小板计数在巩固周期计划开始日期后14天内未恢复至≥100Gi/L（上一个周期后血液学恢复后14天），则停用吉妥珠单抗（在巩固周期中不要给药） 儿童：患者在下一个周期（诱导或强化）前的血小板计数应达到75Gi/L 成人：如果中性粒细胞计数未在巩固周期计划开始日期后14天内恢复至＞0.5Gi/L（前一个周期后血液学恢复后14天），则停用吉妥珠单抗（在巩固周期中不要使用吉妥珠单抗） 儿童：患者在下一个周期（诱导或强化）前的中性粒细胞计数应达到1Gi/L			
沙西妥昔单抗	–	–	贫血	–	–	–	–
替索单抗	血红蛋白降低、淋巴细胞减少、白细胞降低	–	–	–	–	血红蛋白减少、淋巴细胞减少、中性粒细胞减少	

二、外周神经毒性

ADCs 所致周围神经病变的风险，主要包括维泊妥珠单抗、维恩妥尤单抗、维布妥昔单抗、T-DM1 和 DV。周围神经病变的发生率为 13%~62%，以 1~2 级为主。既往有周围神经病的患者接受上述药物治疗可能导致病情加重。在具有 MMAE 有效载荷的 ADCs 中，周围神经病变尤为明显。ROPHY-U-01 研究显示，戈沙妥珠单抗致周围神经病变发生率为 4%，均为 1~2 级；EV 301 研究中维恩妥尤单抗致周围神经病变发生率为 33.8%，≥ 3 级的发生率为 3%；C005 研究结果中，维迪西妥单抗致周围神经病变发生率为 14%，≥ 3 级的发生率为 2.3%；此外，维迪西妥单抗致感觉迟钝发生率较高，达 60.5%，≥ 3 级的发生率为 23.3%，有 24.3% 的患者出现了味觉障碍。因此，在接受 ADCs 治疗过程中，应积极监测是否有感觉异常和周围神经病变发生。

周围神经病变的症状主要表现为感觉神经损伤，如各种感觉减退、感觉过敏、感觉倒错和烧灼性疼痛等各种神经痛的症状，严重者可出现四肢无力、蹲起困难、无法行走，甚至卧床。接受 DV 单药标准剂量治疗的患者，所有级别周围神经病变（包括感觉减退）的发生率为 54.5%，其中 3 级周围神经病变发生率为 42.8%。为了减少周围神经病变的发生风险和降低其严重程度，建议接受 DV 治疗的患者进行预防性处理，在用药前30~60分钟静脉滴注地塞米松10mg；在治疗时可使用加压手套或冰手套，降低周围神经病变的发生率。神经毒性发生情况及说明书要求见表5-8，抗体偶联药物致神经毒性剂量调整水平见表5-9。

外周神经毒性风险管控措施

当ADCs治疗过程中出现1级或2级周围神经病变，一般无须调整剂量。当ADCs治疗过程中出现较为严重的周围神经病变（3级）时，如患者因肢体无力行走不稳，需要工具辅助方可行走时，或因肢体麻木疼痛，经针对神经痛的药物治疗后，生活质量仍受到严重影响，导致生活困难时，应暂缓ADCs治疗；如症状改善，患者能够生活自理时，可考虑重新开始治疗，并调整ADCs剂量至较低水平；若发生更为严重的神经性病变（4级），危及患者生命时，应立即终止ADCs治疗。当患者出现周围神经病变时，可给予B族维生素营养神经、叶酸和烟酰胺（1a,A）治疗。对于神经痛的症状，可选择加巴喷丁、普瑞巴林、阿米替林、文拉法辛或度洛西汀等药物治疗。当患者出现2级及以上周围神经病变，尤其是运动周围神经病变时，建议完善肌电图检查。当各项检查结果提示免疫相关的神经损伤可考虑糖皮质激素、丙种球蛋白或免疫抑制剂治疗，必要时可由神经内科协助周围神经病变的诊断、鉴别诊断和治疗。

表 5-8　神经毒性发生情况及说明书要求

通用名	非常常见	常见	少见	1 度	2 度	3 度	4 度
恩美曲妥珠单抗	周围神经病、头痛	–	–	–	–	3~4 度周围神经病，应停药到症状缓解至≤ 2 度	
维布妥昔单抗	–	周围感觉神经病变、周围运动神经病变、头痛、头晕	–	–	–	–	–
维迪西妥单抗	感觉减退、周围神经病	神经毒性、头晕、头痛、感觉障碍	味觉障碍	–	前两次减量，暂停用药对症治疗，至恢复至 0~1 级或用药前水平继续用药	首次减量，暂停用药对症治疗，至恢复至 0~1 级或用药前水平继续用药；第二次医师酌情处理	–
奥加伊妥珠单抗	头痛、偏头痛和窦性头痛	–	–	–	–	–	–
戈沙妥珠单抗	周围神经病、头痛	–	–	–	–	3~4 度周围神经病，应停药到症状缓解至≤ 2 度	

续表

通用名	非常常见	常见	少见	1度	2度	3度	4度
维泊妥珠单抗	周围神经病	头晕	–	–	既往未经治疗的DLBCL 1. 感觉神经病 ①将本品下调至1.4mg/kg ②如果2级持续存在或在随后治疗周期的第1天复发，则将本品下调至1.0mg/kg ③如果已经达到1.0mg/kg并且在随后治疗周期的第1天出现2级，则停用本品 2. 运动元神经病 ①暂停本品给药，直至不良反应改善至≤1级。在下一个周期以1.4mg/kg重新开始给予本品 ②如果已达到1.4mg/kg并且在随后治疗周期的第1天出现2级，则暂停本品给药，直至改善至≤1级。以1.0mg/kg重新开始给予本品 ③如果已达到1.0mg/kg并且在随后治疗周期的第1天出现2级，则停用本品	既往未经治疗的DLBCL 1. 感觉神经病 ①暂停本品给药，直至改善至≤2级。将本品下调至1.4mg/kg ②如果已达到1.4mg/kg，则将本品下调至1.0mg/kg ③如果已达到1.0mg/kg，则停用本品 2. 运动元神经病 ①暂停本品给药，直至改善≤1级。在下一个周期以1.4mg/kg重新开始给予本品 ②如果已达到1.4mg/kg并且出现2~3级，则暂停本品给药，直至改善至≤1级。以1.0mg/kg重新开始给予本品 ③如果已达到1.0mg/kg并且出现2~3级，则停用本品	停用本品

注：德曲妥珠单抗、替朗妥昔单抗、吉妥珠单抗、沙西妥昔单抗、芦康沙妥珠单抗药品说明书中未记载外周神经毒性相关内容

表 5-9　抗体偶联药物致神经毒性剂量调整水平

<table>
<tr><th>通用名</th><th colspan="2">不良反应类型（名称）</th><th>严重程度</th><th>临床表现</th><th>应对措施</th></tr>
<tr><td rowspan="2">恩美曲妥珠单抗</td><td colspan="2" rowspan="2">神经毒性（周围神经病）</td><td>1~2 度</td><td>–</td><td>密切监护</td></tr>
<tr><td>3~4 度</td><td>–</td><td>应停药到症状缓解至≤ 2 度</td></tr>
<tr><td rowspan="3">维布妥昔单抗</td><td colspan="2" rowspan="3">神经毒性（周围神经病变）</td><td>1 级</td><td>感觉异常和（或）反射消失，且无功能丧失</td><td>继续使用相同剂量和给药方案</td></tr>
<tr><td>2 级或 3 级</td><td>2 级（影响功能但不影响日常生活活动）或 3 级（影响日常生活活动）</td><td>暂停给药，直至毒性恢复到≤ 1 级或基线水平，然后重新开始治疗并将剂量降至 1.2mg/kg，最大剂量 120mg，每 3 周 1 次</td></tr>
<tr><td>4 级</td><td>导致残疾的感觉神经病变，或威胁生命及导致瘫痪的运动神经病变</td><td>停止治疗</td></tr>
<tr><td rowspan="2">维迪西妥单抗</td><td rowspan="2">感觉异常</td><td>2 级</td><td>–</td><td>首次减量</td><td rowspan="2">暂停用药，对症治疗，直至恢复至 0~2 级或治疗前水平；建议每周 2 次进行血液学检查</td></tr>
<tr><td>3 级</td><td>第一次</td><td>二次减量</td></tr>
</table>

续表

通用名	不良反应类型（名称）		严重程度	临床表现	应对措施
维迪西妥单抗	感觉异常	3 级	第二次	酌情处理	停止治疗或若医师认为继续治疗对患者更有利，则暂停用药，对症治疗，直至缓解到 0~1 级或治疗前水平后继续治疗
戈沙妥珠单抗	神经毒性（周围神经病）		1~2 度	–	密切监护
			3~4 度	–	应停药到症状缓解至≤ 2 度
维泊妥珠单抗	神经毒性（周围神经病）		2 级（既往未经治疗的 DLBCL）	感觉神经病	1. 将本品下调至 1.4mg/kg 2. 如果 2 级持续存在或在随后治疗周期的第 1 天复发，则将本品下调至 1.0mg/kg 3. 如果已经达到 1.0mg/kg 并且在随后治疗周期的第 1 天出现 2 级，则停用本品
				运动神经病	1. 暂停本品给药，直至不良反应改善至≤ 1 级 2. 在下一个周期以 1.4mg/kg 重新开始给予本品

续表

通用名	不良反应类型（名称）	严重程度	临床表现	应对措施
维泊妥珠单抗	神经毒性（周围神经病）	2级（既往未经治疗的DLBCL）	运动神经病	3. 如果已达到1.4mg/kg并且在随后治疗周期的第1天出现2级，则暂停本品给药，直至改善至≤1级。以1.0mg/kg重新开始给予本品 4. 如果已达到1.0mg/kg并且在随后治疗周期的第1天出现2级，则停用本品
		3级（既往未经治疗的DLBCL）	感觉神经病	1. 暂停本品给药，直至改善至≤2级。将本品下调至1.4mg/kg 2. 如果已达到1.4mg/kg，则将本品下调至1.0mg/kg 3. 如果已达到1.0mg/kg，则停用本品
			运动神经病	1. 暂停本品给药，直至改善≤1级。在下一个周期以1.4mg/kg重新开始给予本品

续表

通用名	不良反应类型（名称）	严重程度	临床表现	应对措施
维泊妥珠单抗	神经毒性（周围神经病）	3级（既往未经治疗的DLBCL）	运动神经病	2. 如果已达到1.4mg/kg并且出现2~3级，则暂停本品给药，直至改善至≤1级。以1.0mg/kg重新开始给予本品 3. 如果已达到1.0mg/kg并且出现2~3级，则停用本品
		4级	–	停用本品
		2~3级（复发或难治性DLBCL）	–	1. 暂停本品给药，直至不良反应改善至≤1级 2. 如果在下一周期计划日期的第14天或之前恢复至≤1级，永久下调至1.4mg/kg剂量并重新开始治疗 3. 如果之前已将剂量下调至1.4mg/kg，则停用本品 4. 如果在下一周期计划日期的第14天或之前未恢复至≤1级，则停用本品

续表

通用名	不良反应类型（名称）	严重程度	临床表现	应对措施
维泊妥珠单抗	神经毒性（周围神经病）	4级（复发或难治性DLBCL）	–	停用本品
维恩妥尤单抗	神经毒性（周围神经病）	2度	–	停药至≤1级，然后以相同剂量水平恢复治疗（如果首次发生）。对于复发，停药至≤1级，然后以减少一个剂量水平恢复治疗
		≥3度	–	永久停止治疗
索米妥昔单抗	神经毒性（周围神经病）	2级	–	停止给药，直到1级或更低，然后减少一个剂量水平
		3级或4级	–	永久停药
替索单抗	神经异常（周围神经病变）	2级	任何	暂停剂量直至≤1级，然后以下一个剂量恢复治疗
		3级或4级	任何	永久停用

三、消化道反应

常见消化道反应包括恶心、呕吐、腹泻、便秘，其不良反应CTCAE分级见表5-10。

表5-10 消化道反应CTCAE 5.0分级

不良反应	1级	2级	3级	4级	5级
恶心	食欲降低、不伴进食习惯改变	经口摄食减少，不伴明显的体重下降。脱水或营养不良	经口摄入能量和水分不足，需要鼻饲，全肠外营养或者住院治疗	–	–
呕吐	不需要进行干预	门诊静脉补液：需要进行医学干预	需要鼻饲，全肠外营养或住院治疗	危及生命	死亡
腹泻	与基线相比，大便次数增加，每天＜4次；造瘘口排出物轻度增加	与基线相比大便次数增加，每天4~6次；造瘘口排出物中度增加；借助于工具的日常生活活动受限	与基线相比大便次数增加，每天≥7次；需要住院治疗；与基线相比，造瘘口排出物重度增加；自理性日常生活活动受限	危及生命；需要紧急治疗	死亡
便秘	偶然或间断性出现；偶尔需要使用粪便软化剂，轻泻药，饮食习惯调整或灌肠	持续症状，需要有规律地使用轻泻药或灌肠；日常生活活动受限	需手工疏通的顽固性便；自理性日常生活活动受限	危及生命；需要紧急治疗	死亡

消化道反应是ADCs常见的不良反应，包括恶心、呕吐、纳差和腹泻等，通常为轻度。戈沙妥珠单抗导致恶心、呕吐和腹泻的发生率分别为57%、29%和65%。使用维恩妥尤单抗治疗的患者发生恶心和腹泻的比例分别为23%和24%，使用维迪西妥单抗治疗患者恶心和呕吐的发生率为21%和14%，腹泻则罕有发生。若发生严重消化道反应需要密切关注并予积极处理。

1. 恶心、呕吐

ADCs可导致恶心、呕吐等胃肠道毒性。恶心、呕吐一般较轻，对症处理可采用止吐药物。TROPHY-U-01研究显示，戈沙妥珠单抗恶心发生率为60%，呕吐发生率为30%。C005研究结果显示，维迪西妥单抗恶心发生率为20.9%，呕吐发生率为2.3%。301研究中维恩妥尤单抗恶心发生率为22.6%，较少发生呕吐，多为1~2级。T-DXd治疗早期出现恶心、呕吐，恶心发生率为76%~77.7%，呕吐为34.0%~45.7%，多为1~2级，≥3级的恶心发生率为4.6%~7.6%，呕吐为1.3%~4.3%。美国国立综合癌症网络（National Comprehensive Cancer Network，NCCN）指南和美国临床肿瘤学会（American Society of Clinical Oncology，ASCO）指南均将T-DXd列为中等致吐风险药物（30%~90%呕吐发生率），推荐可在给药前进行止吐的预防用药。

2. 腹泻

通常表现为大便次数增多及性状改变。严重腹泻时可伴随脱水症状，如患者口渴、皮肤黏膜弹性变差等，少数患者还会伴有明显中毒症状，如烦躁、精神萎靡、嗜睡、面色苍白、高热或体温不升、外周白细胞计数明显增高等。

常见引起腹泻的 ADCs 包括维恩妥尤单抗、戈沙妥珠单抗、T-DXd 及维布妥昔单抗等，维恩妥尤单抗致腹泻发生率为 24.3%，≥ 3 级腹泻的发生率为 3.4%，戈沙妥珠单抗致腹泻发生率为 65%，多为 1~2 级，≥ 3 级腹泻的发生率为 9%，无 4 级以上腹泻发生，中位发病时间为 19 天。T-DXd 腹泻发生率为 22.4%~29.3%，多为 1~2 级，≥ 3 级腹泻为 1.1%~3.8%。

戈沙妥珠单抗发生腹泻主要与载药 SN-38 有关，包括早发性腹泻和迟发性腹泻，早发性腹泻是因为胆碱能作用所致，通常是暂时的，可同时伴有流涎增多、出汗、心动过缓和肠蠕动亢进引起的腹部绞痛。对于短时间内出现胆碱能综合征的患者可静脉或皮下注射阿托品。迟发型腹泻通常在应用戈沙妥珠单抗 24 小时后发生，持续时间可能较长，可导致脱水、电解质紊乱或感染。对于使用戈沙妥珠单抗的患者，应充分了解其治疗前的排便基情况。一旦发生迟发性腹泻需及时给予对症治疗，在出现大便不成形、稀便或排便频率增多时即开始治疗。

对于任意级别的早发性腹泻（输注期间或 30 分钟内发生），如无禁忌证，可给予阿托品治疗，并于下个治疗周期预防性用药，同时可继续戈沙妥珠单抗用药。对于≤ 2 级的迟发性腹泻（输注 24 小时后发生），应评估感染原因，如果结果为阴性，立即开始洛哌丁胺治疗，腹泻消退 12 小时后停用洛哌丁胺。

维布妥昔单抗可导致严重的胃肠道并发症，包括致命性的急性胰腺炎、肠穿孔、出血、糜烂、溃疡、肠梗阻、小肠结肠炎、中性粒细胞减少性结肠炎。既往存在胃肠道受累的淋巴瘤用药后可能增加胃肠穿孔风险。如果新发胃肠道症状或恶化的胃肠道症状，包括严重腹痛，请立即进行诊断评估并给予适当治疗。ADCs 胃肠道毒性发生情况见表 5–11。

表 5–11　ADCs 消化道毒性发生情况

通用名	非常常见	常见	少见
恩美曲妥珠单抗	口干、口腔黏膜炎、恶心、呕吐、腹痛、腹泻、便秘	消化不良	–
维布妥昔单抗	–	恶心、腹泻、腹痛、呕吐	–
维迪西妥单抗	恶心、呕吐、便秘、腹痛、腹泻	腹胀、腹部不适、消化不良、肠梗阻、胃食管反流病	口腔溃疡、消化道水肿

续表

通用名	非常常见	常见	少见
奥加伊妥珠单抗	恶心、腹痛、腹泻、便秘、呕吐、口腔炎	腹胀、腹水	–
戈沙妥珠单抗	口干、口腔黏膜炎、恶心、呕吐、腹痛、腹泻、便秘	–	–
维泊妥珠单抗	腹泻、恶心、便秘、呕吐、黏膜炎、腹痛	–	–
德曲妥珠单抗	恶心、呕吐、腹痛、腹泻、便秘、口腔黏膜炎、消化不良	腹胀、肠胃气胀、胃炎	–
维恩妥尤单抗	腹泻、恶心、便秘、腹痛	–	–
索米妥昔单抗	腹痛、腹泻、便秘、恶心、呕吐、腹胀	–	–
芦康沙妥珠单抗	口腔黏膜炎、恶心、呕吐、便秘、腹泻	腹痛、口咽疼痛	
替朗妥昔单抗	恶心、腹泻、腹痛、呕吐、便秘	–	–
吉妥珠单抗	–	–	腹泻、恶心、中性粒细胞减少性结肠炎

续表

通用名	非常常见	常见	少见
沙西妥昔单抗	-	舌肿胀（13.9%）、吞咽困难	喉头水肿（5.6%）、口腔炎、咽下痛、舌头溃疡、口腔痛
替索单抗	腹泻	恶心、腹泻、便秘、呕吐	-

消化道反应风险管控措施

恶心、呕吐：

①根据药物致吐风险分级，对于中高致吐风险的药物，给予预防性止吐药物，或用药后按需使用。

②预防性使用止吐药物，应注意止吐药物选择，一般应避免长期使用地塞米松作为止吐药物。

③对于服用非中高致吐风险药物而导致恶心呕吐的患者，应结合患者的高危因素、既往恶心呕吐病史、既往止吐药物疗效，制定个体化止吐方案。

④对于难治性恶心呕吐，建议不同机制止吐药物联合使用。

⑤对于 1~2 级恶心，建议维持原药剂量并根据症状表现调整止吐方案。对于持续＞ 2 级呕吐，

应停药至症状缓解至≤1级，然后减量恢复用药。

⑥如果恶心呕吐持续存在影响正常生活和（或）体重降低超过5%时，应给予对症支持治疗。在排除其他原因后，原药降低剂量或停药。

腹泻：

对于ADCs所致的腹泻的预防措施主要包括：在使用ADC开始前，首先了解患者既往是否合并胃肠道基础疾病以及近6个月每日排便情况，以便治疗开始后对ADCs治疗相关的胃肠道症状进行评估；ADCs治疗期间，应该保持低脂低纤维饮食，忌食辛辣、酒精、咖啡等，管控措施参考表5-12。

表5-12 ADCs引起的腹泻的管控措施

分级	管理	治疗
1~2级	1. 密切观察，避免脱水；停用软便剂，每天饮用1升等渗液体 2. 改变饮食（避免摄取乳制品、清淡饮食、少量多餐） 3. 第2级腹泻持续时间超过48小时：评估是否有脱水或电解质失衡的状况，并考虑给予输液，每天饮用1~1.5L等渗液体	1. 使用相同剂量的ADCs继续治疗 2. 使用洛哌丁胺、益生菌和思密达（5B）。洛哌丁胺从4mg开始（2片），在此之后，每次腹泻后、或每隔4小时服用2mg（1片）（最高剂量16mg/d），直到排便停止达12小时为止 3. 第2级腹泻持续时间超过48小时将ADCs暂停用药，并继续使用洛哌丁胺（最高剂量16mg/d）、益生菌和蒙脱石散治疗，加用可待因（30mg Bid）直到缓解至第1级以下，调低ADCs原剂量，以低剂量重启治疗

续表

分级	管理	治疗
3 级以上	1. 患者住院监测，并采集粪便样本进行显微镜检查 2. 每天饮用 1~1.5 L 等渗液体积极给予静脉输液补充至少 24 小时	1. 暂停使用 ADCs 直到缓解至 1 级及以下，降低 ADCs 原剂量，以低剂量重启治疗 2. 使用洛哌丁胺（最高剂量 16mg/d）（5A） 3. 益生菌和思密达继续治疗，加用可待因（30mg Bid）；若患者的嗜中性粒细胞增加，则考虑给予预防性抗生素治疗 4. 治疗后腹泻于 14 天内没有缓解至 1 级及以下，应立即停用 ADCs

值得注意的是，应重视患者发热性中性粒细胞减少症与腹泻同时发生，此类患者应适当调整用药剂量或停止用药，及时应用抗生素，必要时应联合多学科团队会诊。不推荐常规检测 *UGT1A1* 基因多态性，对于出现严重腹泻的患者，可酌情检测，指导后续治疗。

便秘：

①建议患者用药前了解自身排便规律，保持良好饮食结构，确保日常水分摄入，在病情允许的情况下，适度锻炼，保证每日排便 1~2 次。

②轻中度便秘可使用乳果糖或开塞露等改善症状。

③停止排气排便 3 天，同时伴有腹饱胀感、恶心、呕吐者，应警惕肠梗阻，及时入院检查。

四、肺毒性

肺毒性的临床症状包括支气管痉挛、ILD、非心源性肺水肿、毛细血管渗漏综合征、急性肺损伤等，表现为咳嗽、呼吸困难和低氧血症，严重者出现呼吸困难加重、气促和发绀等。由于症状、体征不具有特异性，药物性肺损伤目前仍为排除性诊断。肺损伤发生于抗肿瘤治疗后，无其他呼吸系统受损等原因，停用可疑药物后和（或）应用糖皮质激素后症状好转，可诊断药物性肺损伤，ADCs肺毒性发生情况见表5-13。

表5-13 ADCs肺毒性发生情况

通用名	非常常见	常见	少见	1度	2度	3度	4度
恩美曲妥珠单抗	鼻出血、咳嗽、呼吸困难	–	肺部炎症（ILD）	间质性肺病或非感染性肺炎，永久停用			
维布妥昔单抗	–	咳嗽、呼吸困难、口腔咽痛	–	–	–	–	–
维迪西妥单抗	–	–	ILD、感染性肺炎	–	–	–	–
奥加伊妥珠单抗	–	–	–	–	–	–	–
戈沙妥珠单抗	鼻出血、咳嗽、呼吸困难	–	ILD	间质性肺病或非感染性肺炎，永久停用			

续表

通用名	非常常见	常见	少见	1 度	2 度	3 度	4 度
维泊妥珠单抗	咳嗽	肺部炎症、呼吸困难	–	–	–	–	–
德曲妥珠单抗	间质性肺病、咳嗽、呼吸困难、鼻出血	–	–	–	–	–	–
索米妥昔单抗	肺炎	–	–	–	–	–	–
芦康沙妥珠单抗	咳嗽	–	–	–	–	–	–
替朗妥昔单抗	呼吸困难、胸腔积液	–	–	–	–	–	–
吉妥珠单抗	–	–	间质性肺炎	–	–	–	–
沙西妥昔单抗	–	口腔咽痛	咳嗽、发声障碍	–	–	–	–

注：维恩妥尤单抗和替索单抗药品说明书中未记载肺毒性相关内容

由于肺组织对 ADCs 的非靶向摄取，在 T-DM1 和维布妥昔单抗的使用过程中也可监测到肺毒性。其中 ILD 虽然发生频率较低，但致死率高。T-DM1 和维布妥昔单抗均报告过致死性的肺部事件。二者的药物说明书中分别对可能导致的 ILD 进行了警示，T-DM1 非感染性肺炎和放射性肺炎的发生率分别为 0.8%~1.1% 和 1.8%。T-DXd 的临床研究显示，ILD 发生率为

9%~13.6%，因此，在临床使用前需综合评估患者肺部状态并在治疗过程中密切监测呼吸道症状和体征，对于存在呼吸道症状的患者应慎用 T-DXd 治疗。

肺毒性风险管控措施

在接受 T-DM1、维布妥昔和德曲妥珠单抗治疗期间，建议患者在出现咳嗽、呼吸困难、发热和（或）任何新的恶化的呼吸道症状时，应立即报告，同时密切关注患者是否具有 ILD 的症状、体征和影像学改变，及时发现 ILD 的证据，可疑 ILD 患者请呼吸科会诊。对于无症状（1 级）ILD，暂停给药直至完全恢复；如果 ILD ≤ 28 天缓解，维持原剂量给药，如果＞ 28 天缓解，将药物剂量降低 1 个水平；如果发生在疗程第 22 天之后，且在末次给药 49 天内仍未缓解，则应停药，密切监测，考虑 1~2 周内（或根据临床指征）复查影像学，考虑开始激素治疗，如≥ 0.5mg/（kg · d）泼尼松或等效药物，直至临床症状和影像学检查改善，然后在至少 4 周内逐渐减量；如果激素治疗后 ILD 仍加重，则按照 2 级处理。对于 2 级肺不良反应，永久性停药，并立即开始使用激素，如≥ 1mg/（kg · d）泼尼松或等效药物治疗至少 14 天，直到临床症状和影像学检查提示完全缓解，然后在至少 4 周内逐渐减量，密切监测症状，如有临床指征，再次影像学检查；如果5天内临床或影像结果加重或没有改善，考虑增加类固醇的剂量［如2mg/（kg·d）泼尼松或等效药物］，并可以改为静脉给药（如甲泼尼龙）；重新考虑其他病因，并完善检查，根据临床指征，逐步升级处理。对于3级及以上肺不良反应，永久停药，住院治疗，立即开始经验性大剂量甲泼尼龙静脉滴注治疗（如500~1000mg/d，连续3天），序贯≥1mg/（kg·d）泼尼松（或等效药物）至少14天或直至临床症状和影像学检查示完全缓解，随后在≥4周内逐渐减量，如有临床指征，再次影像学检查；如3~5天内临床或影像学表现仍然没有改善，重新考虑其他病因，并完善检查，考虑使用其他免疫抑制剂和（或）根据本地临床实践进行治疗。具体可参考2022年发布的《抗肿瘤药物相关间质性肺病诊治专家共识》。肺部不良反应的CTCAE5.0分级见表5-14。

表5-14　肺部不良反应的CTCAE5.0分级

不良反应	1级	2级	3级	4级	5级
肺炎	无症状，临床或诊断发现，无需干预	有症状，影响工具性ADL*，应给予医学干预	症状严重，自我护理ADL*受限，需要氧疗	危及生命，呼吸功能受抑制，需立即干预（如气管切开或插管）	死亡

续表

不良反应	1 级	2 级	3 级	4 级	5 级
胸腔积液	无症状，仅为临床或诊断所见，无需治疗	有症状，需要治疗（利尿剂、胸腔穿刺术）	出现呼吸窘迫和缺氧症状；需手术干预（胸管或胸膜固定术）	危及生命的呼吸系统或血液动力学障碍；需要插管或紧急治疗	死亡

注：*ADL 指日常生活

五、肝毒性

1. 肝功能损伤

ADCs 导致的肝毒性的机制，可能与药物代谢产生活性代谢产物有关，亦可能存在自身免疫性肝损伤的机制。

药物性肝损伤（drug induced liver injury，DILI），临床表现无特异性，如乏力、食欲减退，部分患者有厌油腻、肝区胀痛及上腹不适等消化道症状。少数患者可有发热、皮疹、嗜酸性粒细胞增多甚至关节酸痛等过敏表现，还可能伴有其他肝外器官损伤的表现。肝功能严重损伤伴有胆汁淤积患者，可有全身皮肤黄染、大便颜色变浅和瘙痒等典型症状。

肝功能损伤主要通过 Child–Pugh 量表进行评估，Child–Pugh 分级标准是对肝硬化患者的肝脏储备功能进行量化评估的分级标准。1964 年由 Child 提出，将患者根据一般状况、腹水、血清胆红素、人血白蛋白浓度及凝血酶原时间这 5 个指标的不同状态分为三个层次，分别记以 1 分，2 分和 3 分，并将 5 个指标计分进行相加。随后，Pugh 提出用肝性脑病的有无及其程度代替一般状况，便于积分，即 Child–Pugh 改良分级法。该分级总分 5~15 分，将肝脏储备功能分为 A（5~6 分）、B（7~9 分）、C（≥ 10 分）三级，评分越高，手术难度越大，1~2 年预后越差。Child- Pugh 分级标准自提出后，为肝硬化患者治疗方案的选择提供了较具体的临床参考，广受认同，对肝脏储备功能的评估，具有重要的临床价值。多数临床研究以 Child–Pugh 作为肝功能评估的标准（表 5–15）。同时亦有某些药物使用简化方法评估肝功能不全，见表 5–16–1，肝功能异常指标的 CTCAE5.0 分级见表 5–16–2。

表 5-15 Child-Pugh 改良分级法

指标	1分	2分	3分
肝性脑病（期）	无	1~2 期	3~4 期
腹水	无	轻度	中重度
总胆红素（μmol/L）※	＜ 34	34~51	＞ 51
白蛋白（g/L）	＞ 35	28~35	＜ 28
凝血酶原时间延长（s）	＜ 4	4~6	＞ 6

评估结果

A 级：5~6 分手术危险度小，预后最好，1~2 年生存率 100%~85%

B 级：7~9 分手术危险度中等，1~2 年生存率 80%~60%

C 级：≥ 10 分手术危险度较大，预后最差，1~2 年生存率 45%~35%

注：※ 表示对于原发性胆汁性肝硬化（PBC）或原发性硬化性胆管炎（PSC）: TBil（μmol/L）：17~68 为 1 分，68~170 为 2 分，≥ 170 为 3 分

表 5-16-1 肝功能损伤简化分级

肝功能损伤	总胆红素（TBil）	天冬氨酸氨基转移酶（AST）
轻度	≤ ULN	> 1ULN
	1~1.5ULN	任何
中度	1.5~3ULN	任何
重度	3~10ULN	任何

表 5-16-2 肝功能异常指标的 CTCAE5.0 分级

不良反应	1 级	2 级	3 级	4 级
丙氨酸氨基转移酶增高	> 3ULN（基线值正常）> 1.5~3.0ULN（基线值不正常）	> 3~5ULN（基线值正常）> 3.0~5.0ULN（基线值不正常）	5~20ULN（基线值正常）> 5~20ULN（基线值不正常）	> 20ULN（基线值正常）> 20ULN（基线值不正常）
天冬氨酸氨基转移酶增高	> 3ULN（基线值正常）> 1.5~3.0ULN（基线值不正常）	> 3~5ULN（基线值正常）> 3.0~5.0ULN（基线值不正常）	5~20ULN（基线值正常）> 5~20ULN（基线值不正常）	> 20ULN（基线值正常）> 20ULN（基线值不正常）
血胆红素增高	> 1.5ULN（基线值正常）> 1~1.5ULN（基线值不正常）	> 1.5~3.0ULN（基线值正常）> 1.5~3.0ULN（基线值不正常）	> 3.0~10ULN（基线值正常）> 3.0~10ULN（基线值不正常）	> 10ULN（基线值正常）> 10ULN（基线值不正常）

续表

不良反应	1级	2级	3级	4级
γ谷氨酰胺转移酶增高	＞1~2.5ULN（基线值正常）＞2~2.5ULN（基线值不正常）	＞2.5~5.0ULN（基线值正常）＞2.5~5.0ULN（基线值不正常）	＞5.0~20.0ULN（基线值正常）＞5.0~20.0ULN（基线值不正常）	＞20.0ULN（基线值正常）＞20.0ULN（基线值不正常）

注：无5级不良反应

轻度DILI可表现为血生化检查中ALT、AST、ALP、GGT、TBil、DBil等实验室指标异常。此外，白蛋白和凝血功能（凝血酶原时间等）也可以反映肝脏功能，后二者水平下降通常表示肝脏功能受影响，提示肝脏损伤较重。

美国FDA此前曾发布吉妥珠单抗（gemtuzumab ozogamicin，GO）相关肝脏不良反应的黑框警告，包括严重或致死性静脉阻塞性肝病（veno-occlusive disease，VOD）。ALFA-0701研究显示，5%的患者接受GO治疗期间或之后曾发生VOD。自用药至VOD发生的中位时长约9天（2~298天），83.3%的VOD发生于GO用药28天内，接受更高剂量GO单药治疗的患者、用药前有中或重度肝损伤的患者（风险增加8.7倍）、HSCT后接受GO治疗或接受GO治疗后进行HSCT（风险增加2.6~2.9倍）的患者发生VOD的风险更高。在治疗期间应密切关注VOD的发生，一旦患者发生 VOD 或相关体征，应及时终止 GO 治疗。

其他具有肝脏不良反应的 ADCs 还有维布妥昔单抗、维泊妥珠单抗和 T-DM1 等，应常规进行肝脏功能监测，并在发生肝功能异常时及时进行干预。说明书中 ADCs 致肝毒性剂量调整水平见表 5-17。

表 5-17 说明书中抗体偶联药物致肝毒性剂量调整水平

通用名	不良反应名称	严重程度	临床表现	应对措施
恩美曲妥珠单抗	ALT 升高	1 度	1ULN~3ULN	密切监护
		2 度	3ULN~5ULN	停药至 1 级后同剂量再次服用
		3 度	5ULN~20ULN	
		4 度	20ULN 以上	永久停药
	AST 升高	1 度	1ULN~3ULN	定期复查
		2 度	3ULN~5ULN	停药至 1 级后同剂量再次服用
		3 度	5ULN~20ULN	
		4 度	20ULN 以上	永久停药
	高胆红素血症	轻度	TBil=1~2ULN	停药至 1ULN 以下后降低一个剂量再用
		重度	TBil ＞ 2ULN	永久停药

续表

通用名	不良反应名称	严重程度	临床表现	应对措施
恩美曲妥珠单抗	肝脏结节再生性增生（NRH）	所有分级	–	永久停药
维迪西妥单抗	氨基转移酶升高	3级	第一次	暂停用药，对症治疗，直至恢复至0~2级或治疗前水平；建议每周2次进行血液学检查
			第二次	
			第三次	停止治疗或若医师认为继续治疗对患者更有利，则暂停用药，对症治疗，直至缓解到0~1级或治疗前水平后继续治疗
		4级	第一次	停止治疗
奥加伊妥珠单抗	总胆红素、ALT、AST升高	1度	总胆红素＜1.5×ULN	密切监测

续表

通用名	不良反应名称	严重程度	临床表现	应对措施
奥加伊妥珠单抗	总胆红素、ALT、AST升高	2度	总胆红素 >1.5×ULN，并且AST或ALT > 2.5×ULN	除非是由于吉尔伯特综合征（Gilbert's syndrome）或红细胞溶解所致，否则中断给药，直至每次给药之前总胆红素恢复至 ≤ 1.5 × ULN，并且AST或ALT恢复至≤ 2.5 × ULN。如果总胆红素未恢复至 ≤ 1.5 × ULN，或者AST或ALT未恢复至≤ 2.5 × ULN，则永久停止治疗
		3度		
		4度		
戈沙妥珠单抗	ALT升高	1度	1ULN~3ULN	密切监护
		2度	3ULN~5ULN	停药至1级后同剂量再次服用
		3度	5ULN~20ULN	
		4度	20ULN以上	永久停药
	AST升高	1度	1ULN~3ULN	定期复查

续表

通用名	不良反应名称	严重程度	临床表现	应对措施
戈沙妥珠单抗	AST升高	2度	3ULN~5ULN	停药至1级后同剂量再次服用
		3度	5ULN~20ULN	
		4度	20ULN以上	永久停药
	高胆红素血症	轻度	TBil=1~2ULN	停药至1ULN以下后降低一个剂量再用
	–	重度	TBil > 2ULN	永久停药
	肝脏结节再生性增生（NRH）	所有分级	–	永久停药
维泊妥珠单抗	ALT升高	1度	1ULN~3ULN	说明书未提及
		2度	3ULN~5ULN	说明书未提及
		3度	5ULN~20ULN	
		4度	20ULN以上	说明书未提及
	AST升高	1度	1ULN~3ULN	说明书未提及
		2度	3ULN~5ULN	说明书未提及
		3度	5ULN~20ULN	
		4度	20ULN以上	说明书未提及

续表

通用名	不良反应名称	严重程度	临床表现	应对措施
维泊妥珠单抗	高胆红素血症	轻度	TBil=1~2ULN	总胆红素大于 1.5x 正常值上限 ULN 患者不宜使用本品
	–	重度	TBil ＞ 2ULN	
	肝脏结节再生性增生（NRH）	所有分级	–	说明书未提及
维恩妥尤单抗	氨基转移酶升高	3 级	–	暂停治疗至 1 级或 ≤ 1 级，然后恢复相同剂量水平的治疗或考虑减少一个剂量水平
	–	4 级	–	永久停止治疗
吉妥珠单抗	ALT 升高	轻度	＜ 2.5ULN	密切监护
		重度	＞ 2.5ULN	延迟使用吉妥珠单抗治疗，直到每次使用前，ALT 恢复到小于或等于 2.5 倍正常值上限
	AST 升高	轻度	＜ 2.5ULN	密切监护
吉妥珠单抗	AST 升高	重度	＞ 2.5ULN	延迟使用吉妥珠单抗治疗，直到每次使用前，AST 恢复到小于或等于 2.5 倍正常值上限

续表

通用名	不良反应名称	严重程度	临床表现	应对措施
吉妥珠单抗	高胆红素血症	重度	TBil > 2ULN	延迟使用吉妥珠单抗治疗，直到每次使用前总胆红素恢复到小于或等于2倍正常值上限
	肝小静脉闭塞病	所有分级	–	永久停药

注：维布妥昔单抗、德曲妥珠单抗、索米妥昔单抗、芦康沙妥珠单抗、朗妥昔单抗、沙西妥昔单抗、替索单抗药品说明书中未记载致肝毒性剂量调整水平相关内容

肝毒性风险管控措施

（1）肝功能异常除药物相关作用外，首先需要排除肝炎病毒感染等相关问题。ADCs 可导致肝炎病毒激活，特别是乙肝（HBV）。对于 HBV（HBsAg）阳性、抗 HBsAg 阴性 / 抗乙肝核心（抗 HBc）阳性患者，启动治疗前应进行 HBV 的 DNA 定量水平检测，DNA 水平高者应同时进行抗病毒治疗。已知感染 HBV 的患者，建议每 4 周进行氨基转移酶检测，每 3 个月或肝酶异常时进行 HBV 病毒载量检测。一旦出现 HBV 的 DNA 水平升高，应及时给予保肝及抗病毒治疗，并对 ADCs 用药方案及剂量进行调整。肝毒性说明书

要求请参考表 5-18-1 和表 5-18-2。

（2）在治疗开始前、每个治疗周期以及临床需要时应监测肝功能，并告知患者监测指标的内容、分级及相应处理原则，如氨基转移酶（AST、ALT）、胆红素（TBil、DBil）等肝功能指标。

（3）治疗开始前，应告知患者及时报告任何新发症状，如巩膜黄染、腹部不适、恶心、呕吐、皮肤瘙痒及尿黄等。出现上述情况，应及时就诊。

（4）存在肝转移或既往各种原因导致的肝功能不全患者，应根据使用的 ADCs 的药品说明书，进行剂量调整。

（5）发生任何肝脏毒性的体征或症状加重，除及时检测肝酶、胆红素外，还应检测白蛋白水平、凝血酶原时间。

（6）治疗期间出现肝功能不全，可考虑使用保肝药，严重肝功能不全患者，可考虑不同机制保肝药物联合使用，一般不超过 3 种。

（7）出现≥ 3 级氨基转移酶 / 胆红素升高时，建议暂停用药，同时需监测氨基转移酶、胆红素降至 1 级，可恢复用药。

（8）部分患者肝功能不全需进行药物剂量调整，以降低药物体内暴露量。具体信息请查阅药品最新药品说明书。

表 5-18-1　肝毒性说明书要求

通用名	非常常见	常见	少见	1度	2度	3度	4度
恩美曲妥珠单抗	氨基转移酶升高	血清碱性磷酸酶升高、血胆红素升高	肝脏毒性、肝衰竭、结节再生性过度增生、门静脉高压症		3ULN~5ULN，停药至1级后同剂量再次服用	5ULN~20ULN，停药至1级后减量再次服用	20ULN以上，永久停药
维迪西妥单抗	高胆红素血症	肝功能异常	肝脂肪变性	–	–	前两次时，暂停治疗，对症处理直至恢复至0~2级或者用药前水平；第三次停止治疗，若医师考虑继续治疗有利，对症处理至1~2级，或用药前水平继续用药	停止治疗

续表

通用名	非常常见	常见	少见	1度	2度	3度	4度
奥加伊妥珠单抗	高胆红素血症；AST、ALT、总胆红素及碱性磷酸酶升高；γ-谷氨酰转移酶升高；肝小静脉闭塞病	脂肪酶升高、淀粉酶升高	-	总胆红素＜1.5×ULN密切监测	除非是由于吉尔伯特综合征（Gilbert's syndrome）或红细胞溶解所致，否则中断给药，直至每次给药之前总胆红素恢复至≤1.5×ULN，并且AST或ALT恢复至≤2.5×ULN。如果总胆红素未恢复至≤1.5×ULN，或者AST或ALT未恢复至≤2.5×ULN，则永久停止治疗	高胆红素血症；AST、ALT、总胆红素及碱性磷酸酶升高；γ-谷氨酰转移酶升高；肝小静脉闭塞病	脂肪酶升高、淀粉酶升高
戈沙妥珠单抗	氨基转移酶升高	血碱性磷酸酶升高、血胆红素升高	肝脏毒性、肝衰竭、结节再生性过度增生、门静脉高压症	-	3ULN~5ULN，停药至1级后同剂量再次服用	5ULN~20ULN，停药至1级后减量再次服用	20ULN以上，永久停药

续表

通用名	非常常见	常见	少见	1度	2度	3度	4度
维泊妥珠单抗	氨基转移酶升高	–	–	（总胆红素大于ULN且小于或等于1.5×ULN或AST大于ULN）患者无需调整本品的剂量。肌酐清除率（CrCL）≥30ml/min的患者无需调整本品剂量	–	–	–
德曲妥珠单抗	氨基转移酶升高	血胆红素升高、血肌酐升高、血碱性磷酸酶升高	–	–	–	–	–

续表

通用名	非常常见	常见	少见	1度	2度	3度	4度
索米妥昔单抗	氨基转移酶升高、血碱性磷酸酶升高	–	–	–	–	–	–
芦康沙妥珠单抗	蛋白尿、丙氨酸氨基转移酶升高、天门冬氨酸氨基转移酶升高、血乳酸脱氢酶升高	γ-谷氨酰转移酶升高、血碱性磷酸酶升高	–	–	–	–	天门冬氨酸氨基转移酶升高（2.3%）、丙氨酸氨基转移酶升高（0.8%）、γ-谷氨酰转移酶升高（0.8%）

注：维布妥昔单抗、维恩妥尤单抗、沙西妥昔单抗、芦康沙妥珠单抗药品说明书中未记载上述相关内容

表 5-18-2　ADCs 在肝功能不全患者中使用要求

通用名	肝功能不全		
	轻	中	重
恩美曲妥珠单抗	*	**	+
维布妥昔单抗	**	**	**
维迪西妥单抗	*	#	#
奥加伊妥珠单抗	*	#	#
戈沙妥珠单抗	*	#	#
维泊妥珠单抗	*	+	+
德曲妥珠单抗	*	**	**
维恩妥尤单抗	*	+	+
索米妥昔单抗	*	+	+
芦康沙妥珠单抗	*	#	#
替朗妥昔单抗	*	#	#
吉妥珠单抗	*	#	#
沙西妥昔单抗	#	#	#
替索单抗	*	**	+

注：* 为原量治疗；** 为减量或慎用；# 为无临床研究数据；+ 为不建议使用或禁用

六、心脏毒性

CSCO《肿瘤心脏病学临床实践指南 2023 版》指出，肿瘤和心血管疾病是发生率、死亡率最高的两种疾病，吸烟、肥胖、糖尿病、高脂血症是两者的共同危险因素。

人口老龄化、抗肿瘤治疗带来的生存期延长，使得肿瘤伴随心血管系统疾病的患者数量庞大。抗肿瘤治疗也可以导致的心血管（cardiovascular，CV）系统毒性，已成为除复发转移外，肿瘤患者的第二大死因。在此背景下，肿瘤心脏病学（cardio-oncology）应运而生。

肿瘤治疗相关心脏功能不全（cancer therapy- related cardiac dysfunction，CTRCD）包括肿瘤治疗所带来的心脏功能改变，如心脏损伤、心肌病和心力衰竭。

肿瘤治疗相关心血管毒性（cancer therapy- related cardiovascular toxicity，CTR-CVT）包括 CTRCD、冠状动脉疾病（AD）、瓣膜性心脏病、心律失常、高血压、血栓形成和血栓栓塞性疾病、周围动脉疾病、出血并发症、肺动脉高压及心包疾病。

CTR-CVT 的风险因素包括使用潜在心血管毒性抗肿瘤药物、胸部放疗（纵隔、左胸部）、心脏病病史、基线心肌生物标志物异常、年龄。此外，存在高血压、糖尿病、血脂异常、慢性肾病、血栓性疾病的基础疾病，吸烟、酗酒、肥胖、久坐等不良生活方式也是风险因素，具体见表 5-19。

表 5-19　CRT-CVT 危险分层

治疗相关危险因素	患者相关危险因素
低危	
低剂量蒽环类药物化疗（多柔比星＜ 200mg/m^2，表柔比星＜ 300mg/m^2）应用心肌毒性较低的脂质体剂型，应用曲妥珠单抗前未应用蒽环类药物	年龄 18~50 岁
中危	
中等剂量蒽环类药物化疗（多柔比星 200~400mg/m^2，表柔比星 300~600mg/m^2）应用蒽环类药物后应用曲妥珠单抗、VEGF 酪氨酸激酶抑制剂、第 2、3 代 Bcr-Abl 酪氨酸激酶抑制剂 蛋白酶抑制剂 免疫检查点抑制剂	年龄 50~64 岁，合并 1~2 个心血管疾病危险因素：高血压、糖尿病 / 胰岛素抵抗、血脂异常、吸烟、肥胖
高危	
同时应用蒽环类药物和曲妥珠单抗大剂量蒽环类药物化疗（多柔比星≥ 400mg/m^2，表柔比星＞ 600mg/m^2），中等剂量蒽环类药物联合左胸部放疗 蒽环类药物化疗后 cTn 升高，大剂量放疗（包含心脏的左胸部放疗，放疗剂量≥ 30Gy）曾接受蒽环类药物化疗的患者，应用 VEGF 酪氨酸激酶抑制剂	年龄≥ 65 岁，合并 2 个以上心血管疾病危险因素：高血压、糖尿病 / 胰岛素抵抗、血脂异常、吸烟、肥胖合并心血管疾病，如冠心病、外周血管疾病、心肌病、严重心脏瓣膜病、心力衰竭、心律失常（心房颤动、心房扑动、室性心动过速），接受肿瘤治疗前已出现 LVEF 下降，或 LVEF 接近正常值低限（LVEF 50%~54%）

接受抗肿瘤治疗发生心血管并发症的风险增加，存在心脏病病史，风险更高。已报道的严重并发症包括心律失常、心力衰竭、心肌坏死引起扩张型心肌病、血管痉挛或闭塞导致心绞痛或心肌梗死、心包疾病、动脉闭塞事件，其管理流程见表 5-20，心脏毒性说明书要求见表 5-21，心功能损伤指标的 CTCAE5.0 分级见表 5-22。

表 5-20 CRT-CVT 管理流程

基线	抗肿瘤治疗期间	抗肿瘤治疗完成	长期随访
基线心血管毒性风险评估	建议及指导患者保持健康的生活方式，积极处理治疗心血管风险因素和心血管疾病		
低风险人群	标准监测	治疗完成1年后评估	每年进行心血管风险评估，若出现新发心血管症状、体征，重新评估
中风险人群	心内科转诊	治疗完成1年后评估	每年进行心血管风险评估，随访满5年重新进行心血管毒性分层，每5年进行经胸超声心动图（TTE）检查
高风险人群	心内科转诊 心血管疾病预防	治疗完成3个月和1年后评估	每年进行心血管风险评估，治疗完成1、3、5年进行TTE检查，此后每5年进行TTE检查
出现新发心血管症状、体征，转诊心内科			

表 5-21　心血管毒性说明书要求

通用名	非常常见	常见	少见	1 度	2 度	3 度	4 度
恩美曲妥珠单抗	–	左心室功能障碍	–	LEVF ≥ 50%，继续使用	45% ≤ LEVF < 50% 且相对基线下降<10%，继续使用并三周复测	45% ≤ LEVF < 50% 且相对基线下降≥10%，停用并三周复测	LEVF < 45%，停用并三周复测
		心力衰竭	–	–	2 度伴 LEVF < 45%，停用	停用	–
维迪西妥单抗	–	心率失常、心悸	心肌病	–	–	–	–
奥加伊妥珠单抗	–	心电图 Q-T 间期延长	–	–	–	–	–
德曲妥珠单抗	射血分数降低	–	–	–	–	–	–

续表

通用名	非常常见	常见	少见	1度	2度	3度	4度
维恩妥尤单抗	–	–	–	–	–	–	–
索米妥昔单抗	–	–	–	–	–	–	–
替朗妥昔单抗	–	心包积液（3%）	–	–	–	–	–
吉妥珠单抗	–	Q–T间期延长	–	–	–	–	–

注：维布妥昔单抗、戈沙妥珠单抗、维泊妥珠单抗、芦康沙妥珠单抗、沙西妥昔单抗、替索单抗药品说明书中未记载心血管毒性相关内容

表 5-22 心功能损伤指标的 CTCAE5.0 分级

不良反应	1 级	2 级	3 级	4 级	5 级
射血分数降低	–	静息射血分数 50%~40%；或低于基线值 10%~19%	静息射血分数（EF）39%~20%；低于基线值＞ 20%	静息射血分数（EF）＜ 20%	—
窦性心动过缓	无症状、无需治疗	有症状、无干预指征；改变药物治疗	有症状，需要治疗	危及生命，需要紧急治疗	死亡
心电图 Q–Tc 间期延长	平均Q–Tc间期 450~480ms	平均 Q–Tc 间期 481~500ms	平均 Q–Tc 间期≥ 501ms；比基线期＞ 60ms	尖端扭转型室速；阵发性室性心动过速；严重心律不齐体征 / 症状	–
心力衰竭	无症状，BNP 或心脏成像异常	中度活动 / 用力后出现症状	静息或轻微活动后出现症状；需住院治疗；新发症状	危及生命，需立即干预［持续静脉治疗或机械（血液动力学支持）］	死亡

1. 心脏功能不全

肿瘤治疗相关心脏功能不全（CTRCD）定义及分类见表 5-23。在肿瘤治疗过程中出现轻度无症状的 CTRCD，应考虑在不中断肿瘤治疗的同时，应用 ACEI/ARB/ARNI 类药物 ±β 受体拮抗剂，保护心肌。无症状中重度及有症状的 CTRCD 应进行规范的心力衰竭的治疗，无药物禁忌或不耐受的情况下，治疗方案需包括 ACEI/ARB/ARNI 类药物、β 受体拮抗剂、SGLT-2 抑制剂、盐皮质激素受体拮抗剂，应在心血管医师指导下进行治疗。

表 5-23 CTRCD 定义

分类	程度	治疗策略
有症状 CTRCD 心力衰竭（HF）：由于心脏的结构和（或）功能异常，导致静息和（或）运动时心内压升高和（或）心输出量不足的一种临床综合征，主要症状包括呼吸困难、脚踝肿胀、疲劳，可能伴有颈静脉压升高、肺泡破裂音、周围水肿等体征	极重度	心力衰竭需要肌力支持、机械循环支持或考虑移植
	重度	心力衰竭需住院治疗
	中度	门诊强化利尿和抗心力衰竭治疗
	轻度	心力衰竭症状轻微，不需要强化治疗
无症状 CTRCD	重度	新发 LVEF 降低至＜ 40%
	中度	1. 新发 LVEF 降低 ≥ 10% 至 LVEF 40%~49% 2. 新发 LVEF 降低＜ 10% 至 LVEF 40%~49% 及 GLS 较基线相对下降＞ 15% 3. 新发心肌生物标志物升高

续表

分类	程度	治疗策略
无症状 CTRCD	轻度	1. LVEF ≥ 50% 2. 新发 GLS 较基线相对下降 > 15% 和（或）新发心肌生物标志物升高 *

注：*cTnT 或 cTnI > 正常人群第 99 个百分位（正常值上限），BNP ≥ 35pg/ml，NT-pro BNP ≥ 125pg/ml

针对心力衰竭，美国纽约心脏病学会（NYHA）的分级方案在 1928 年提出，根据患者的自觉的活动能力划分为 4 级（表 5-24）。

表 5-24　NYHA 心衰分级

分级	表现
Ⅰ级	患有心脏病，但活动量不受限制，平时一般活动不引起疲乏、心悸、呼吸困难或心绞痛
Ⅱ级 （心力衰竭Ⅰ度）	心脏病患者的体力活动受到轻度限制，休息时无自觉症状，但平时一般活动下可出现疲乏、心悸、呼吸困难或心绞痛
Ⅲ级 （心力衰竭Ⅱ度）	心脏病患者的体力活动明显受限，平时的一般活动即可引起上述症状
Ⅳ级 （心力衰竭Ⅲ度）	心脏病患者不能从事任何体力活动。休息状态下也出现心衰的症状，体力活动后加重

2. 心律失常

抗肿瘤治疗可诱导产生多种类型的心律失常，可分为快速性心律失常（如窦性心动过速、室上性心动过速、心房颤动、室速、室颤等）和慢速性心律失常（如窦性心动过缓、房室传导阻滞、传导系统异常等）。不同类型的心律失常，治疗的第一步均为去除诱因。窦性心动过速，必要时应用β受体拮抗剂、非二氢吡啶类 CCB 或依伐布雷定减慢心率。心房颤动患者，需考虑使用β受体拮抗剂、非二氢吡啶类 CCB 或地高辛控制心率，并进一步在心内科医师的指导下应该用抗心律失常药物、电复律、导管消融治疗转复心律；同时应考虑应用低分子肝素（low molecular weight heparins，LMWH）、直接口服抗凝药（DOAC）或华法林抗凝治疗。对于窦房结功能障碍和房室传导异常者，治疗应个体化，在心内科医师指导下考虑应用药物提高心率或起搏器治疗。

治疗前，应仔细回顾患者病史及应用药物，尤其是可延长 Q–Tc 间期的疾病状态或药物（表 5–25）。Q–Tc 间期延长病史患者，使用抗心律失常药物患者，既往存在心脏疾病、心动过缓、电解质紊乱患者更易发生 Q–Tc 间期延长。

表 5–25　导致 Q–Tc 间期延长的潜在原因

分类	举例
先天性疾病	Jervell 和 Lange–Nielsen 综合征（包括“离子通道病”）
	Romano-Ward 综合征
	特发性

续表

分类		举例
继发性疾病	代谢紊乱	低钾血症，低镁血症，低钙血症，饥饿，神经性厌食，液体蛋白饮食，甲状腺功能减退症
	迟缓性心律失常	窦房结功能障碍，二、三度房室传导阻滞
	其他因素	心肌缺血或梗死（特别是显著的 T 波倒置），颅内疾病，HIV 感染，低温，有机磷杀虫剂等有毒物质暴露
	药物	雄激素剥夺疗法（GnRH 激动剂 / 拮抗剂治疗、双侧手术睾丸切除术），利尿治疗导致低钾血症和低镁血症等电解质紊乱，金鸡纳（含奎宁）、伊博加（伊博格因）、甘草提取物等草药过量使用导致电解质紊乱
药物	高风险	阿达格拉西布（adagrasib），阿吉马林（ajmaline），胺碘酮（amiodarone），三氧化二砷（arsenic trioxide），阿司咪唑（astemizole），贝达庚啉（bedaquline），贝普地尔（bepridil），氯丙嗪（chlorpromazine），西沙帕利（受限使用）（cisaparide），德拉马尼德（delamanid），丙吡胺（disopyramide），多非利特（dofetilide），决奈达隆（dronedarone），氟哌啶醇（静脉）[haloperidol（iv）]，伊布利特（ibutilide），艾伏尼布（ivosidenib），仑伐替尼（lenvatinib），左酮康唑（levoketoconazole），美沙酮（methadone），莫博赛替尼（mobocertinib），罂粟碱（冠状动脉内）[papavirine（intracoronary）]，普鲁卡因胺（procainamide），奎尼丁（quinidine），奎宁（quinine），塞尔帕替尼（selpercatinib），舍吲哚（sertindole），索他洛尔（sotalol），特非那定（terfenadine），凡德他尼（vandetanib），维那卡兰（vernakalant），齐拉西酮（ziprasidone）

续表

分类		举例
药物	中风险	氨磺必利（口服）[amisulpride（oral）]，阿奇霉素(azithromycin)，卡培他滨（capecitabine），卡贝缩宫素（carbetocin），赛替尼（certinib），氯喹（chloroquine），西酞普兰（citalopram），克拉霉素(clarithromycin)，氯法齐明（clofazimine），氯米帕明（clomipramine），氯氮平（clozapine），克唑替尼（crizotinib），达拉非尼（dabrafenib），达沙替尼（dasatinib），地氟烷（deslurane），多潘立酮（domperidone），多塞平（doxepin），多西氟尿苷（doxifl uridine），氟哌利多（droperidol），康奈非尼（encorafenib），恩曲替尼（entrectinib），红霉素（erythromycin），艾司西酞普兰（escitalopram），依特卡肽（etelcalcetide），非昔硝唑（fexinidazole），氟卡尼（flecainide），氟尿苷（floxuridine），氟康唑（fluconazole），氟尿嘧啶（静脉用）[fluorouracil（systemic）]，氟哌噻吨（flupentixol），加巴喷丁（gabobenate），二葡甲胺（dimeglumine），吉米沙星（gemifloxacin），吉瑞替尼（gilteritinib），卤泛群（halofantrine），氟哌啶醇（口服）[haloperidol（oral）]，丙咪嗪（imipramine），伊妥珠单抗（inotuzumab），奥唑米星（ozogamacin），异氟醚（isoflurane），左乙拉西坦（levetiracetam），左氧氟沙星（静脉用）[levofloxacin（systemic）]，洛非西定（lofexidine），葡甲胺（meglumine），锑酸盐（antimoniate），米哚妥林（midostaurin），莫西沙星（moxifloxacin），尼洛替尼（nilotinib），奥氮平（olanzapine），昂丹司琼（静脉＞口服）[ondansetron（iv ＞ oral）]，奥希替尼（osimertinib），催产素（oxytocin），帕唑帕尼（pazopanib），喷他脒（pentamidine），吡西卡尼（pilsicainide），匹莫齐特（pimozide），哌喹（piperaquine），普罗布考（probucol），普罗帕酮（propafenone），异丙酚（propofol），

续表

分类		举例
药物	中风险	喹硫平（quetiapine），奎扎替尼（quizartinib），瑞波西利（ribociclib），利培酮（risperidone），沙奎那韦（saquinavir），七氟醚（sevoflurane），司帕沙星（sparfloxacin），舒尼替尼（sunitinib），替加氟（tegafur），特布他林（terbutaline），硫利达嗪（thioridazine），托瑞米芬（toremifene），维莫非尼（vemurafenib），伏立康唑（voriconazole）
	低风险	沙丁胺醇（albuterol），阿夫唑嗪（alfuzosin），氨磺必利（静脉）[amisulpride（iv）]，阿米替林（amitriptyline），阿那格雷（anagrelide），阿扑吗啡（apomorphine），阿福莫特罗（arformoterol），蒿甲醚苯芴醇（artemetherlumefantrine），阿塞那平（asenapine），托莫西汀（atomoxetine），苯哌啶醇（benperidol），比拉斯汀（bilastine），博舒替尼（bosutinib），溴哌利多（bromperidol），丁丙诺啡（buprenorphine），布舍瑞林（buserelin），环丙沙星（静脉用）[ciprofloxacin（systemic）]，芬戈莫德（fingolimod），氟西汀（fluoxetine），氟奋乃静（fluphenazine），氟伏沙明（fluvoxamine），福莫特罗（formoterol），膦甲酸（foscarnet），福司沙韦（fostemsavir），钆膦维司（gadofosveset），吉哌隆（gepirone），格拉吉布（glasdegib），戈舍瑞林（goserelin），格拉司琼（granisetron），羟氯喹（罕见报告）[hydroxychloroquine（rare reports）]，羟嗪（hydroxyzine），伊潘立酮（iloperidone），茚达特罗（indacaterol），伊曲康唑（itraconazole），马西莫瑞林（macimorelin），马普替林（maprotiline），甲氟喹（mefloquine），美昔嗪（mequitazine），甲氧氯普胺（罕见报告）[metoclopramide（rare reports）]，甲硝唑（静脉用）[metronidazole（systemic）]，米非司酮（mifepristone），米氮平（mirtazapine），咪唑斯汀（mizolastine），奈非那韦（nelfinavir），诺氟沙星（norfloxacin），去甲替林（nortriptyline），

续表

分类		举例
药物	低风险	氧氟沙星（静脉用）[ofloxacin（systemic）]，奥达特罗（olodaterol），奥司他丁（osilodrostat），奥沙利铂（oxaliplatin），奥扎莫德（ozanimod），丙嗪（promazine），雷多替尼（radotinib），雷诺嗪（由于心动过缓）[ranolazine（due to bradycardia）]，瑞卢戈利（relugolix），利匹韦林（rilpivirine），罗米地辛（romidepsin），罗红霉素（roxithromycin），沙美特罗（salmeterol），舍曲林（sertraline），西尼莫德（siponimod），索非那新（solifenacin），索拉非尼（sorafenib），舒必利（sulpiride），他克莫司（静脉用）[tacrolimus（systemic）]，他莫昔芬（tamoxifen），特拉万星（telavancin），替格列汀（teneligliptin），可卡因（外用）[cocaine（topical）]，地加瑞克（degarelix），地昔帕明（desipramine），氘代丁苯那嗪（deutetrabenazine），右美托咪定（dexmedetomidine），多拉司琼（dolasetron），多奈哌齐（donepezil），依非韦伦（efavirenz），依利格鲁司他（eliglustat），艾立布林（eribulin），依曲莫德（etrasimod），依佐加滨（ezogabine），酮康唑（静脉用）[ketoconazole（systemic）]，拉西地平（lacidipine），拉帕替尼（lapatinib），来法莫林（lefamulin），亮丙瑞林（leuprolide），左沙丁胺醇（levalbuterol），左美丙嗪（levomepromazine），左美沙酮（levomethadone），锂（lithium），洛哌丁胺（过量时）[loperamide-（in overdose）]，洛匹那韦（lopinavir），帕克替尼（pacritinib），帕潘立酮（paliperidone），帕比司他（panobinostat），帕罗西汀（paroxetine），帕瑞肽（pasireotide），培氟沙星（pefloxacin），氰噻嗪（periciazine），匹莫范色林(pimavanserin），匹泮哌隆（pipamperone），替洛利生（pitolisant），波内西莫德（ponesimod），伯氨喹（primaquine），

续表

分类		举例
药物	低风险	丁苯那嗪（tetrabenazine），曲唑酮（trazodone），三氯苯达唑(triclabendazole)，曲普瑞林(triptorelin)，托烷司琼（tropisetron），伐地那非（vardenafil），维兰特罗（vilanterol），长春氟宁（vinflunine），伏环孢素（voclosporin），伏立诺他（vorinostat），珠氯噻醇（zuclopenthixol）

心脏毒性风险管控措施

心脏不良反应是抗 HER-2 药物常见的不良反应，通常表现为左心室射血分数（left ventricular ejection fraction，LVEF）下降。在应用 T-DXd 和 T-DM1 之前，应对患者全面评估，包括个人史和家族史，充分纠正心血管病等危险因素，规范治疗合并的基础心血管疾病，记录基线时心电图和超声心动图。既往接受过蒽环类药物治疗的患者，需要测定基线肌钙蛋白和 B 型利钠肽。治疗期间应动态定期复查心电图和心脏超声，必要时完善心肌标志物如 B 型利钠肽或氨基末端脑钠尿肽、心肌肌钙蛋白 I 或超敏肌钙蛋白的检测。经常性评价心脏功能及相关心脏不良反应事件的发生风险，早期发现，及时诊治。基线合并高血压的患者，降压药物首选血管紧张素转换酶抑制剂或血管紧张素Ⅲ受体拮抗剂和 β 受体拮抗剂。对于无症状性心功能不全的患者，请心血管专科医师会诊，服用血管紧张素转换酶抑制剂或血管紧张素Ⅱ受体拮抗剂和*β*受体拮抗剂的基础上，可继续ADCs治疗并加强LVEF监测频率（如每4周1次），如LVEF绝对值< 50%（下降≥ 16%）或在正常范围但治疗过程中LVEF下降幅度≥ 10%，应暂停ADCs治疗，并给予血管紧张素转换酶抑制剂或血管紧张素Ⅱ受体拮抗剂和*β*受体拮抗剂，并于3~4周内复查LVEF，LVEF恢复正常后再进行治疗。如LVEF降低不可恢复或严重降低，或发生有症状的充血性心力衰竭应永久停药，必要时请心血管专科会诊，并参照CSCO《蒽环类药物心脏毒性防治指南2020》等指南推荐的标准流程及时诊治心力衰竭。

与LVEF的变化比较，整体纵向应变（global longitudinal strain，GLS）对心脏不良反应的预测价值更高，GLS异常较LVEF下降可提前约3个月。这可能提前启动心脏保护治疗的时间窗口，或许有助于减轻心脏不良反应和避免抗癌治疗的中断。

七、眼毒性

尽管眼部存在血–眼屏障的保护，但由于胞饮作用ADCs使用过程中仍然会部分引起眼毒性，其相关眼部AE的严重程度，从轻微的眼部刺激到严重的视力威胁事件，均可能发生。大部分AE涉及眼表，表现为角膜炎、干眼症、角膜微囊肿、眼角膜沉积物/内含物、结膜炎、角结膜炎和不明原因角膜病变，最常见的症状是视物模糊，视力下降和复视少见，眼内AE不常见。多数眼部AE并不严重，通过减少剂量或停止治疗能得到改善。

研究显示，眼毒性是维恩妥尤单抗需要特别关注的不良反应，其导致的眼部疾病发生率约为40%，且大多涉及角膜，这与角膜分布有药物作用的靶点Nectin-4有关，发病到出现症状性眼疾的中位时间为1.6（0.3~19.1）个月。

关于TV的临床试验结果显示，眼部AE中最常见的是结膜炎（40%）、干眼（29%）、角膜AE（21%）和睑缘炎（8%），至首次眼部AE发生的中位时间为1.2个月，导致约6%的患者停药，其中导致停药的眼部AE为溃疡性角膜炎、睑内翻、角膜炎、结膜炎、倒睫以及角膜瘢痕。不良事件通用术语标准（CTCAE5.0）对25种眼毒性进行了分级，详见表5-26，也是眼毒性不良反应分级管理的依据。说明书中眼毒性发生情况及处置见表5-27。

表 5-26 眼毒性 CTCAE5.0 分级

不良反应	1 级	2 级	3 级	4 级
视物模糊	无需干预	有症状；视力中度下降（最佳矫正视力 20/40 或更佳或视力较基线下降 3 行）；工具性活动受限	显著视力下降（最佳矫正视力在 20/40~20/200 或视力较基线下降超过 3 行）；自理活动受限	患眼最佳矫正视力 20/100 或更差
闪光感	有症状，不影响日常生活	工具性日常活动受限	自理活动受限	–
飞蚊症	有症状，不影响日常生活	工具性日常活动受限	自理活动受限	–
眼痛	轻度疼痛	中度疼痛，工具性日常活动受限	重度疼痛；自理活动受限	–
视力降低	–	视力中度下降（最佳矫正视力在 20/40 或更佳或视力较基线下降 3 行）	显著视力下降（最佳矫正视力在20/40~20/200 或视力较基线下降超过 3 行）	患眼最佳矫正视力 20/100 或更差
夜盲	有症状，不影响日常生活	有症状；视力中度下降（最佳矫正视力 20/40 或更佳或视力较基线下降 3 行）；工具性活动受限	显著视力下降（最佳矫正视力在 20/40~20/200 或视力较基线下降超过行）；自理活动受限	患眼最佳矫正视力 20/100 或更差

续表

不良反应	1级	2级	3级	4级
畏光症	有症状，不影响日常生活	工具性日常活动受限	自理活动受限	-
干眼（角膜、结膜干燥，如发生角膜溃疡，参照相应分级）	-	有症状，视力中度下降（最佳矫正视力20/40或更佳或视力较基线下降3行）；工具性日常活动受限	显著视力下降（最佳矫正视力在20/40~20/200或视力较基线下降超过3行）；自理活动受限	-
角膜溃疡	-	-	患眼角膜溃疡，无穿孔	患眼角膜穿孔
角膜炎	无症状，临床或诊断性观察发现，无需对症处理	有症状，视力中度下降（最佳矫正视力在20/40或更佳或视力较基线下降3行）	显著视力下降（最佳矫正视力在20/40，20/200或视力较基线下降超过3行）；角膜溃疡；自理活动受限	角膜穿孔；患眼最佳矫正视力20/100或更差
巩膜异常	与基线比，视力不变化	有症状，视力中度下降（最佳矫正视力在20/40或更佳或视力较基线下降3行）；工具性日常活动受限	显著视力下降（最佳矫正视力在20/40，20/200或视力较基线下降超过3行）；自理活动受限	患眼最佳矫正视力20/100或更差
葡萄膜炎	前葡萄膜炎伴痕量细胞	前葡萄膜炎伴1+或2+细胞	前葡萄膜炎伴＞3+细胞；中后段葡萄球炎或全段葡萄球炎	患眼最佳矫正视力20/100或更差

续表

不良反应	1级	2级	3级	4级
视网膜病变	无症状，临床或诊断性观察发现，无需对症处理	有症状，视力中度下降（最佳矫正视力在20/40或更佳或视力较基线下降3行）；工具性日常活动受限	显著视力下降（最佳矫正视力在20/40~20/200或视力较基线下降超过3行）；自理活动受限	患眼最佳矫正视力20/100或更差
视网膜脱离	–	–	黄斑保留型孔源性视网膜脱离性	黄斑脱离型孔源性视网膜脱离性
视网膜裂孔	无视网膜脱离，无需治疗	无视网膜脱离，无需治疗	–	–
视网膜血管病变	–	视网膜血管病变但无新生血管生成	视网膜血管病变但无新生血管生成	–
青光眼	眼内压（EIOP）升高＜8mmHg；无视野缺损	局部用药可使眼内压降至＜21mmHg，无视野缺损	眼内压造成视野缺损	患眼视野缺损在中心10度以内
白内障	无症状，临床或诊断性观察发现，无需对症处理	有症状，视力中度下降（最佳矫正视力在20/40或更佳或视力较基线下降3行）；工具性日常活动受限	显著视力下降（最佳矫正视力在20/40，20/200或视力较基线下降超过3行）；自理活动受限	患眼最佳矫正视力20/100或更差

续表

不良反应	1级	2级	3级	4级
玻璃体出血	无需干预	有症状，视力中度下降（最佳矫正视力在20/40或更佳或视力较基线下降3行）；工具性日常活动受限	显著视力下降（最佳矫正视力在20/40~20/200或视力较基线下降超过3行）；自理活动受限；需进行玻璃体切割术	患眼最佳矫正视力20/100或更差
视神经（第二颅脑神经异常）	无症状，临床或诊断性观察发现，无需对症处理	有症状，视力中度下降（最佳矫正视力在20/40或更佳或视力较基线下降3行）	显著视力下降（最佳矫正视力在20/40~20/200或视力较基线下降超过3行）	患眼最佳矫正视力20/100或更差

注：眼部无5级不良反应

表 5-27　说明书中 ADCs 眼毒性发生情况及处置

通用名	非常常见	常见	少见	1 度	2 度	3 度	4 度
恩美曲妥珠单抗	–	干眼、结膜炎、视物模糊、眼泪增加	–	–	–	–	–
维迪西妥单抗	–	–	流泪增加、视物模糊、眶周肿	–	–	–	–
戈沙妥珠单抗	–	干眼、结膜炎、视物模糊、眼泪增加	–	–	–	–	–
维泊妥珠单抗	–	–	视物模糊	–	–	–	–
维恩妥尤单抗	干眼症	–	–	–	–	暂停治疗至1级，然后恢复相同剂量水平的治疗或考虑减少一个剂量水平	永久停止治疗
索米妥昔单抗	视物模糊、角膜病变、干眼症、畏光、白内障、眼痛	–	–	–	–	–	–
替索单抗	角膜、结膜不良反应、干眼	–	–	–	–	–	–

注：维布妥昔单抗、奥加伊妥珠单抗、德曲妥珠单抗、芦康沙妥珠单抗、替朗妥昔单抗、吉妥珠单抗、沙西妥昔单抗药品说明书中未记载眼毒性相关内容

BM是一种靶向B细胞成熟抗原（B cell maturation antigen，BCMA）的ADCs，于2020年获美国FDA批准用于成人复发或难治性多发性骨髓瘤（multiple myeloma，MM）的治疗。在其关键的DREAMM-2试验中，196例接受标准治疗后发生疾病进展的MM患者被随机分为2组，分别接受BM 2.5mg/kg或3.4mg/kg、每3周1次的给药方案。结果显示，角膜病变或角膜上皮改变是最常见的AE，其中2.5mg/kg剂量组1~2级AE发生率为43%，3~4级为27%。

而在3.4mg/kg组发生率分别为54%和20%。同时眼部AE也是治疗剂量减少和治疗延迟/中断最常见的原因，4例患者（2.5mg/kg组1例，3.4mg/kg组3例）因角膜病变永久停止治疗。

Tisotumab Vedotin（TV）是另一个眼部AE发生率较高的ADCs。在InnovaTV 204试验中，101例复发性或转移性宫颈癌患者共发生138例次眼部AE（53%），大多数为1~2级，且局限于眼表，其中26%的患者报告了结膜炎，23%报告了干眼症，另有11%的患者表现为角膜炎，2例（2%）患者发生3级溃疡性角膜炎，均停止用药，22%的患者由于眼部毒性而减少剂量。同样的眼部AE也在InnovaTV 206试验中被发现。

ADCs相关眼毒性的发生机制：ADCs报告的眼部AE种类繁多，临床表现各异，发生机制尚未完全明确。现有证据表明，BM 及 TV 相关眼毒性主要归因于可对角膜上皮细胞造成脱靶损伤的澳瑞他汀类细胞毒性载荷，如单甲基澳瑞他汀 F（monomethyl auristatin F，MMAF）、单甲基澳瑞他汀 E（monomethyl auristatin E，MMAE）。BM 中的细胞毒性成分 MMAF 可引起微管蛋白抑制，导致角膜上皮细胞脱靶凋亡，这些角膜变化最终反映为微囊肿样角膜上皮改变或裂隙灯反映的角膜病变。而 MS 的眼毒性则与美登素衍生物（maytansinoid）DM4 有效载荷分子的“脱靶”效应有关，DM4 能对角膜上皮细胞内的分裂细胞产生抗分裂作用，导致上皮层破坏（如角膜上皮微囊肿）。常见引起 ADCs 脱靶眼毒性的因素包括：①连接子 – 载药不稳定导致循环中载药过早释放；②旁观者效应，即 ADCs 的游离有效载荷对邻近的靶抗原阴性细胞产生细胞毒性作用；③正常细胞通过受体依赖性和非受体依赖性（非特异性内吞）机制摄取 / 转运完整的 ADCs。

眼毒性一般为渐进性发展，早期诊断及停药极为重要，联合局部处理可阻断损害发生的进展，如处理不及时或不得当，可使受累部位发生不可逆的损伤，虽不危及生命，但严重者可致盲，对患者的生活质量产生负面影响，严重影响患者的用药依从性，进而影响药物治疗的有效性和患者的生存期。科学合理的眼部管理计划以及剂量调整可以最大限度地降低眼部

AE的发生频率和严重程度。

在InnovaTV 204研究中，无防腐剂的人工泪液或润眼液需要患者在TV整个治疗过程中每天使用，并在最后一次给药后持续使用30天。此外，预防性使用类固醇滴眼液也是眼部护理计划的重要部分。

眼毒性风险管控措施

在使用ADCs期间应该请眼科医师对患者进行眼部全面评估并监测患者的眼部情况。根据发病的严重程度、前期对ADCs治疗的获益以及对糖皮质激素治疗的反应，谨慎选择少部分患者恢复ADCs治疗。而对于3~4度眼毒性，开始激素治疗前请眼科会诊，根据建议使用局部或全身糖皮质激素治疗，但应永久停用ADCs。

治疗前、每次给药前和症状恶化时通过眼科检查监测症状，检查应包括视力测试、裂隙灯评估和光学相干断层扫描（optical coherence tomography，OCT）；ADCs治疗期间全程使用无防腐剂的润眼液；输注前使用局部眼血管收缩剂滴眼液，可使用含有替唑啉或低剂量溴莫尼定的滴眼剂；输注期间眼部冷敷以及从输注当天开始使用类固醇滴眼液，滴眼液应在输注前给药，输注后继续给药72小时。

八、输液反应

输液反应（IRR）是 ADCs 治疗患者常见的不良反应之一，发生率为 2%~37%。维恩妥尤单抗和维迪西妥单抗输液反应的发生率为 7%~8%，戈沙妥珠单抗输液反应的发生率为 37%，其中 3~4 级发生率为 1%；有研究显示，2.2%（4/184）的患者经过德曲妥珠单抗治疗发生了输液相关不良反应，主要以 1 级、2 级为主。主要症状包括发热、寒战，偶尔会有恶心、呕吐、疼痛、头痛、眩晕、呼吸困难、低血压、皮疹和乏力。严重输液反应症状则包括呼吸困难、低血压、哮鸣、支气管痉挛、心动过速、呼吸窘迫、室上性快速性心律失常和荨麻疹。ADCs 说明书中输液反应发生情况及处置见表 5–28。

输液反应风险管控措施

首先，输液前应详细询问患者病史，包括过敏性疾病、特应性状态、既往输液反应和伴随治疗等信息。输液期间应关注患者的情况，如果发生输液相关反应，应中断输液，根据输液相关反应的严重程度，考虑停止输液或予以类固醇和抗组胺药物；对于 1~2 级，应暂停用药，并对症治疗，在患者症状缓解后，以降低 50% 的输注速度

表 5-28　ADCs 输液反应发生情况

通用名	非常常见	常见	少见	1 度	2 度	3 度	4 度
恩美曲妥珠单抗	–	输液相关反应	注射部位外渗	–	–	–	–
维布妥昔单抗	–	输液相关反应	–	–	–	–	–
奥加伊妥珠单抗	–	超敏反应和输液相关反应	–	–	–	–	–
戈沙妥珠单抗	–	输液相关反应	注射部位外渗	–	–	–	–
维泊妥珠单抗	输液相关反应	–	–	1. 中断本品输注并给予支持性治疗 2. 对于首次发生 3 级哮鸣、支气管痉挛或全身性荨麻疹的情况，永久停用本品 3. 对于复发的 2 级哮鸣或荨麻疹或复发的任何 3 级症状，永久停用本品	–	–	立即停止输注本品。给予支持性治疗

续表

通用名	非常常见	常见	少见	1度	2度	3度	4度
维泊妥珠单抗	输液相关反应	–	–	4. 除上述情况外，可以在症状完全消退时，按照中断前所达到速率的 50% 重新开始输注。在无输注相关症状的情况下，可每 30 分钟以 50 毫克 / 小时的增量递增输注速率。对于下一个周期，本品的输注持续时间需在 90 分钟以上。如果未发生输液相关反应，后续输注持续时间可在 30 分钟以上。所有周期均给予输注前用药	–	–	永久停用本品
德曲妥珠单抗	–	输液相关反应	–	–	–	–	–
维恩妥尤单抗	–	输液部位外渗	–	–	–	–	–
索米妥昔单抗	–	输液相关反应	–	–	–	–	–
芦康沙妥珠单抗	–	输液反应/超敏反应（3.1%）	–	–	–	–	–

续表

通用名	非常常见	常见	少见	1度	2度	3度	4度
吉妥珠单抗	–	输液相关反应	–	在吉妥珠单抗输注前须预先用药。输注期间应经常监测患者的生命体征。对于出现输液反应，特别是呼吸困难、支气管痉挛或低血压的患者，须立即中断输液。在输液结束期间或结束后至少1小时内监测患者，直至症状和异常体征完全消失。对于轻度、中度或重度输液相关反应，一旦症状消退，考虑以不超过反应发生速度的一半的速度恢复输液。如果再次出现反应，请重复上述步骤。发生严重输液反应或任何危及生命的输液反应时，永久停用吉妥珠单抗	–	–	–
沙西妥昔单抗	–	–	输液反应（2.8%）	–	–	–	–

注：维迪西妥单抗、替朗妥昔单抗、替索单抗药品说明书中未记载输液反应相关内容

重新开始输注，并密切监测。对于3级或4级以上严重或危及生命的输液反应建议永久停用相关ADCs。当发生2级及以上输液相关不良事件可予以抗组胺药、非甾体抗炎药等对症治疗。当发生3级及以上不良事件时需进行紧急干预，根据患者实际情况，给予抗组胺药、类固醇激素、肾上腺素、支气管扩张剂、血管升压药、静脉输液治疗及吸氧等。

对既往发生过输液相关反应或有相关风险的患者，应在输液前预防使用类固醇皮质激素（如地塞米松等）和（或）抗组胺药物（如氯雷他定、氯苯那敏、苯海拉明等），以最大限度降低输液反应的风险。在输注过程中和输注结束至少1小时内需监测是否有IRR发生。

九、皮肤及皮下组织疾病

美国FDA曾发布维恩妥尤单抗相关皮肤不良反应的黑框警告，可能会出现罕见但严重且可能致命的皮肤不良反应，包括Stevens–Johnson综合征和中毒性表皮坏死。维恩妥尤单抗（enfortumab vedotin）选择性作用于连接蛋白（nectin–4），它于2019年11月获美国FDA批准用于治疗曾接受含铂化疗或免疫检查点抑制剂（immune checkpoint inhibitors，ICIs）治疗的晚期或转移性尿路上皮癌。根据 EV-301 的临床试验，与标准化疗相比，维恩妥尤单抗显著延长了局部晚期或转移性尿路上皮癌患者的生存期，但是安全性也受到广泛关注，特别是皮肤药物不良反应（cutaneous adverse drug reactions，CADRs），研究显示 43.9% 的患者使用维恩妥尤单抗后可出现任何级别的 CADR，其中 20.3% 为严重皮肤反应，包括大疱性皮炎、剥脱性皮炎，还可能发生中毒性表皮坏死综合征（Stevens-Johnson syndrome，SJS）和中毒性表皮坏死（toxic epidermal necrolysis，TEN）等。

目前检索国外内相关研究发现，使用维恩妥尤单抗治疗的患者约 40% 出现了中毒性表皮坏死综合征和中毒性表皮坏死，死亡率为 45.5%~90.9%，其中，全身大面积红斑及大疱是这些患者共同的临床表现，并累及黏膜，例如口腔、眼睛、鼻子、生殖器等。对这些患者进行活检发现患者大量角化细胞坏死或凋亡、伴或不伴表皮下水疱形成、中性粒细胞、嗜酸性细胞等炎性细胞浸润，临床表现与其他药物引起的 SJS/TEN 相似，但死亡率远高于其他药物引起的 SJS/TEN。例如有研究显示非维恩妥尤单抗引起的 SJS 的死亡率为 0~9%，SJS/TEN 的死亡率为 3.9~19.4%，TEN 的死亡率为 15%~23%。同时，我们发现 CADRs 中严重患者与 SJS/TEN 相似，全身大面积红斑及大疱，并累及黏膜，如口腔、眼睛、鼻子、生殖器等，而对于有些较轻的患者，仅表现为全身瘙痒伴皮疹。而且，与 SJS/TEN 不同的是，经糖皮质激素、静脉注射免疫球蛋白（IVIG）、TNF-α 拮抗剂治疗后，这些患者死亡率为 5.3%~21.1%，与非维恩妥尤单抗引起的 SJS/TEN 死亡率相似，这提示可能维恩妥尤单抗引起的严重 CADR 应按 SJS/TEN 进行管理。

因此，在治疗期间应密切监测患者的皮肤状况，同时需关注有无口腔黏膜炎和结膜炎，并根据临床指征，考虑适当的治疗，例如针对皮肤反应的局部皮质类固醇和抗组胺药。对于覆盖 10%~30% 体表面积的 2 级皮肤反应应高度警惕，如果进一步加重恶化，或发生覆盖 30% 以上面积的 3 级皮肤反应，应暂停使用 ADCs 治疗，尽快就诊皮肤专科进行治疗至皮肤状况改善或解决，再酌情考虑在药物支持情况下恢复 ADCs 使用。对于出现 4 级或复发性 3 级皮肤反应反复发作的患者，应当立即请皮肤专科医师诊治并应永久停药。

十、其他

肌肉骨骼相关不良反应其主要表现包括背痛、关节痛 / 炎、肌痛以及四肢疼痛。根据 NCI-CTCAE 5.0 分级，按照疼痛程度分为 5 个等级：1~2 级为轻中度疼痛；3~4 级为严重疼痛，并严重影响日常生活；

5级为致死不良发应。ADCs导致的肌肉骨骼相关不良反应多数以1~2级为主，极少数患者为3~4级（1%左右）。

肌肉骨骼相关不良反应管控措施：建议在ADCs治疗过程中出现肌肉骨骼相关不良反应一般无须处理，密切监测即可。但对于3~4级的中重度肌肉骨骼相关不良反应，则需停止ADCs，立即考虑肌肉活检，连续监测肌酸激酶/醛缩酶水平。待症状缓解或肌酸激酶水平下降后可考虑缩短激素使用疗程，同时辅以康复/支持治疗，以改善预后。

6 第六章 医师用药指导

第一节　医师处方权限

随着医疗技术的不断进步和医疗服务的日益复杂化，医师处方权限的管理显得尤为重要。合理的处方权限管理能够确保医师在开具处方时遵循相关法律法规和医疗机构政策，防止滥用处方权力和不合理开具处方的现象，从而保障患者的用药安全和医疗质量。针对 ADCs 的处方权设定，目前尚无统一的标准，医院和医疗机构需要综合考虑多个因素，以确保处方权的授予既符合专业标准，又能保障患者的安全和医疗质量。以下是本书的管理建议。

一、医师处方权限管理

第一，应明确由医院医疗质量管理委员会或类似机构负责管理处方权限，具体工作由医务部门完成。第二，应对医师进行：①资格审核，确保申请处方权限的医师具备执业或助理医师执业资格，并在医院注册。②培训与考核，组织医师进行处方管理、ADCs 的基础知识和使用方法等相关培训与考核，合格者方可获得处方权。③签名留样，获得处方权的医师需签名留样，交医务科、门诊部、药学部门存档。第三，对于已获授权的医师，应建立定期培训、学术交流以及医嘱点评制度，确保医师使用 ADCs 的知识储备及时更新、开药流程合理规范。第四，积极推进信息化管理，确保处方权限管理的全流程留痕，日后有据可查。

二、ADCs 的处方权限划分

如前所述，ADCs 的处方权限界定尚无统一标准，究其原因，主要与这类药物上市时间短、循证证据不足、用药风险不明确有关。因此，本书建议从药品的说明书适应证以及用药人群特点的维度进行三个层级的划分：一般人群符合药品说明书适应证时划为普通级，一般人群超说明书用药或特殊人群依照说明书适应证用药划为限制级，对于特殊人群需要进行超说明书用药的情况建议划为特殊级。同时，对于超说明书用药应经所在医疗机构审批、备案，并与患者及其家属签署知情同意书（具体见第六章第二节）。此外，还应结合医疗机构的等级，比如建议 ADCs 仅限于二级以上综合医院或三级以上专科医院使用。

ADCs 的处方权限管理流程参见图 6-1。

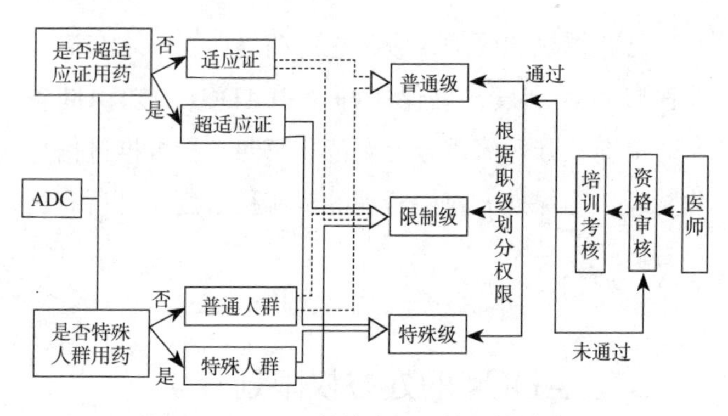

图 6-1　ADCs 的处方权限管理推荐流程

第二节　超说明书用药

一、超说明书用药的风险

超说明书用药是指医师在临床实践中药物的用法用量或适应证等超出了药品说明书上的规定范围，可能带来以下风险。

1. 药物安全性

超说明书用法用量用药可能导致药物不良反应增加，甚至引发严重的药物毒性反应。

2. 药物有效性

超说明书适应证用药（超瘤种、跨线）可能导致抗肿瘤效果不及预期，贻误肿瘤治疗的时间窗。

3. 法律与伦理

超说明书用药可能涉及法律与伦理争议，医师需要权衡患者的用药风险与获益，并在医疗机构按规定做好备案，避免不合理处方违背伦理标准或相关法律法规。

4. 医疗纠纷

超说明书用药需将风险与获益关系充分告知患者及其家属，并签署知情同意书，以避免可能引发的医疗纠纷，影响医患关系。

二、超说明书用药的依据

医师为患者开具超说明书处方时，通常基于以下考量因素。

1. 患者个体差异

患者的年龄、体重、肝肾功能等个体差异可能影响药物的代谢和排泄，从而需要调整用药剂量或用法。

2. 疾病进展与耐药性

随着疾病的进展和耐药性的出现，患者可能需要更高剂量或更频繁的给药来维持疗效。

3. 循证医学证据

临床试验中表现出良好疗效和安全性的 ADCs，若尚未获得药品监管机构的正式批准，医师可根据循证医学证据进行超说明书用药。

三、超说明书用药的工作流程

ADCs上市时间普遍较短，相关的临床研究和用药经验不足，说明书还有待完善。因此，有可能需要临床医师结合患者情况选择超说明书用药，但需要完善以下工作流程。

1. 提出用药需求

医师根据患者临床表现及医师临床经验，结合国内外文献报道，判定患者病情确需且无更优替代方案时，可提出超说明书用药需求。

2. 多学科会诊

由医师、药师、护士共同组成的多学科团队，对临床提出的超说明书用药需求进行会商，重点对用药的安全性、有效性和经济性进行合理用药评估，一致同意后登记备案。

3. 充分告知患者

获批的超说明书用药，在正式用药前，医师还应充分告知患者或家属，所用药物的风险和获益，并征得患者或家属的同意，签署知情同意书。

4. 密切监测不良反应

超说明书用药期间，医师应密切监测患者的不良反应，并随时准备调整用药方案。

5. 及时记录报告

医师应详细记录超说明书用药的过程和结果，以便进行后续分析和总结，并向药品监管部门报告相关情况。

总之，医师应根据患者的具体情况、疾病进展和临床试验证据等因素综合考虑，权衡利弊后做出合理决策。同时，应充分告知患者相关风险并密切监测不良反应，以确保患者的安全和疗效。ADCs 的超说明书用药流程详见图 6-2。

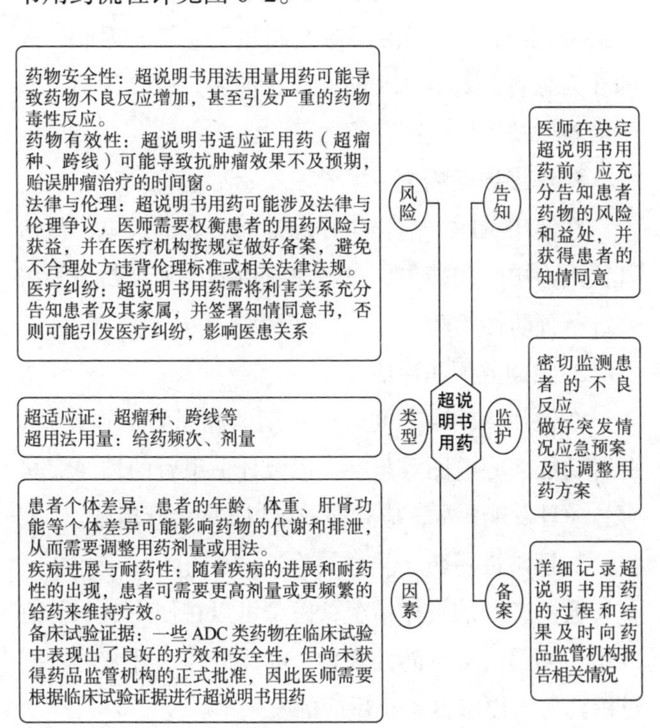

图 6-2　ADCs 的超说明书用药流程

第三节 评估、预防、个体化监测

如前所述，ADCs在发挥抗肿瘤作用的同时，也可能带来安全隐患，主要表现为血液毒性（三系降低）、神经毒性（疼痛麻木）、肝肾毒性（血生化指标异常）、消化道毒性（呕吐腹泻）、心脏毒性（左心室射血分数下降）、输液反应及超敏反应等。因此，医师在为患者开具ADCs时，应提前做好风险评估、预防措施以及个体化用药监测。

1. 详细询问病史

在使用ADCs前，应详细询问患者的病史，包括既往出血史、用药史、过敏史，以便医师判断是否需要进行预防性给药。

2. 定期监测和评估

在使用ADCs期间，应定期监测患者的血常规、肝肾功能、心电图等指标，以及评估患者的神经症状等。一旦发现异常，应立即采取相应的治疗措施。

3. 预防性用药

根据患者的具体情况，医师可以在使用ADCs前或用药期间使用预防性药物，如保肝药、升血药、抗过敏药等，以降低不良反应的发生率。

4. 加强患者教育和沟通

医师应加强对患者的教育和沟通，使患者了解ADCs的治疗原理、可能的不良反应及预防措施等。医师需告知患者，在接受ADCs治疗期间，应注意饮食和生活方式的调整。比如，选择清淡、易消化的食物，增加蛋白质和维生素的摄入，避免生冷和辛辣的食物，同时保持充足的睡眠和适当的运动。

5. 加强个体化监测

医师应在开具ADCs的处方前，参照药品说明书为患者检测特定基因位点的表达，以明确有无用药适应证。患者用药后，医师可在检测条件成熟时开具检查单，监测患者的血药浓度，从而明确药物的剂量是否需要调整。对于基因检测不匹配或血药浓度不达标的患者，医师还应考虑应用其他传统药物作为替代方案。基因位点检测和血药浓度监测是个体化检测的重要组成部分，目前还受限于技术水平和患者经济条件，但未来一定是合理使用ADCs的发展方向。

图6–3为ADCs的风险评估、应对措施以及相应的个体化监测流程。

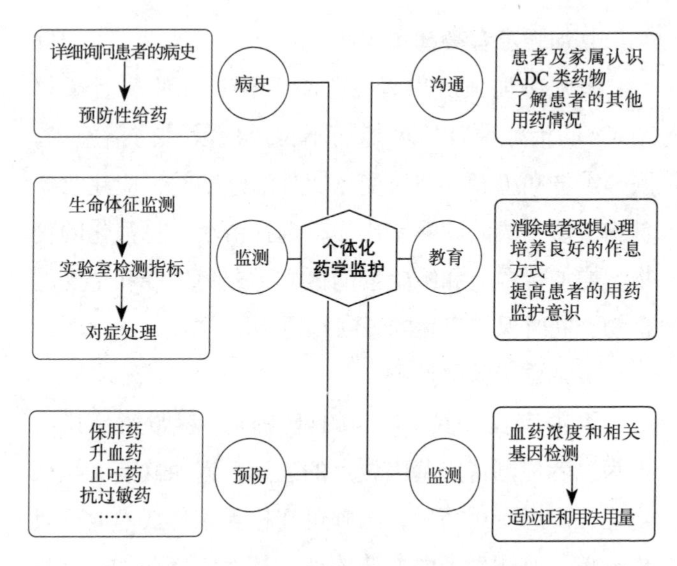

图 6-3 ADCs 个体化药学监护流程

7 第七章

药品配置使用环节应用指导

ADCs 在配置、输注及患者管理等环节都有特定的要求与注意事项。有条件的医疗机构应当在静脉用药调配中心（Pharmacy Intravenous Admixture Services，PIVAS）配置 ADCs，条件不足的医疗机构也应在生物安全柜中配置，以加强对医务工作者的保护，降低他们的职业暴露风险。ADCs 的配置应遵循现用现配、双人核对、无菌操作、用后销毁的原则，主要包括复溶和稀释两步操作以及复溶后、稀释后的检查和保存。为患者输注 ADCs 时，应做好输注前的准备（询问病史、体格检查以及预防用药）、选择适宜的输注方式（PICC 或输液港）、控制输注速度（基于说明书要求和患者体征）以及不良反应的处理（临床观察及应对措施）。特别是医药护应为患者提供必要的健康教育和心理照护，一方面提高患者或其家属的自我监护意识，另一方面改善他们的心理状态，提高用药依从性。

第一节　常规药液配置

本章以分支图的形式阐述主要 ADCs 的临床配置流程。

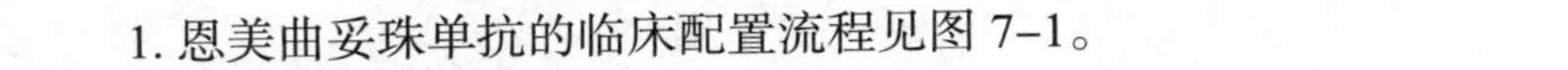

1. 恩美曲妥珠单抗的临床配置流程见图 7–1。

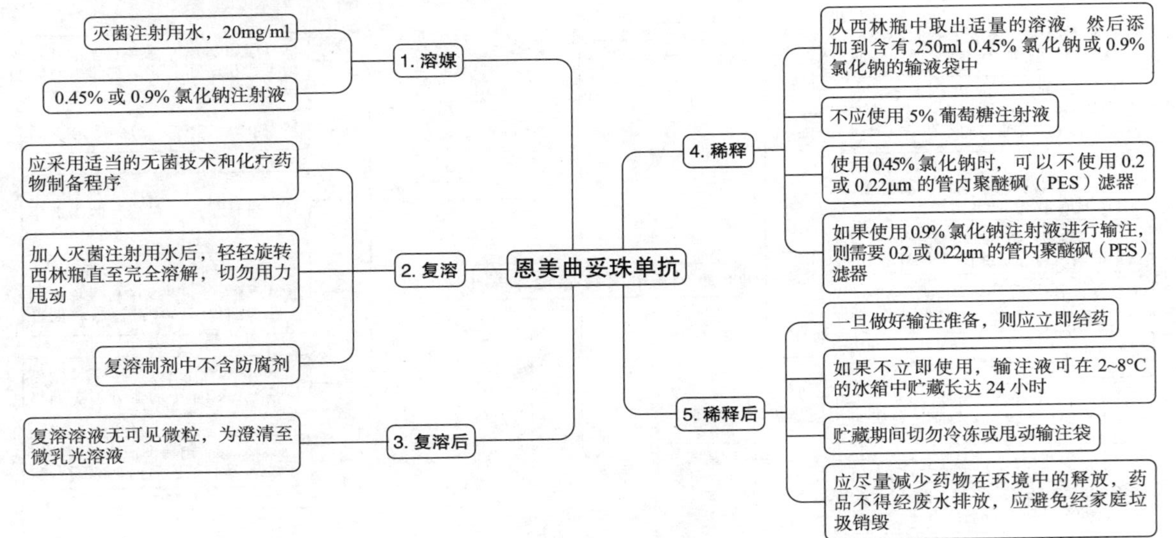

图 7–1　恩美曲妥珠单抗的临床配置流程

2. 维布妥昔单抗的临床配置流程见图 7–2。

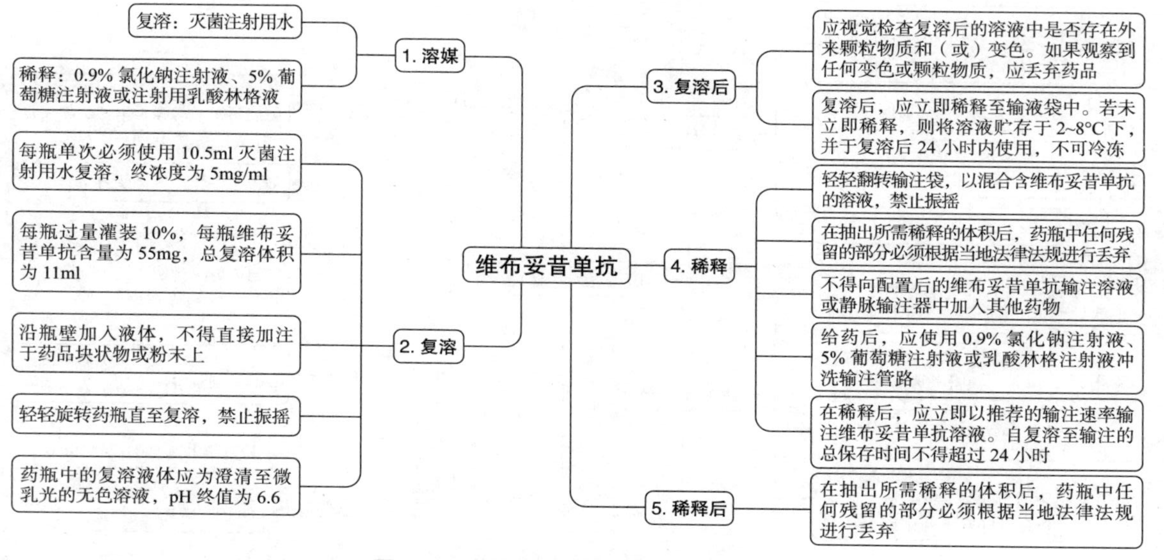

图 7–2　维布妥昔单抗的临床配置流程

3. 维迪西妥单抗的临床配置流程见图 7–3。

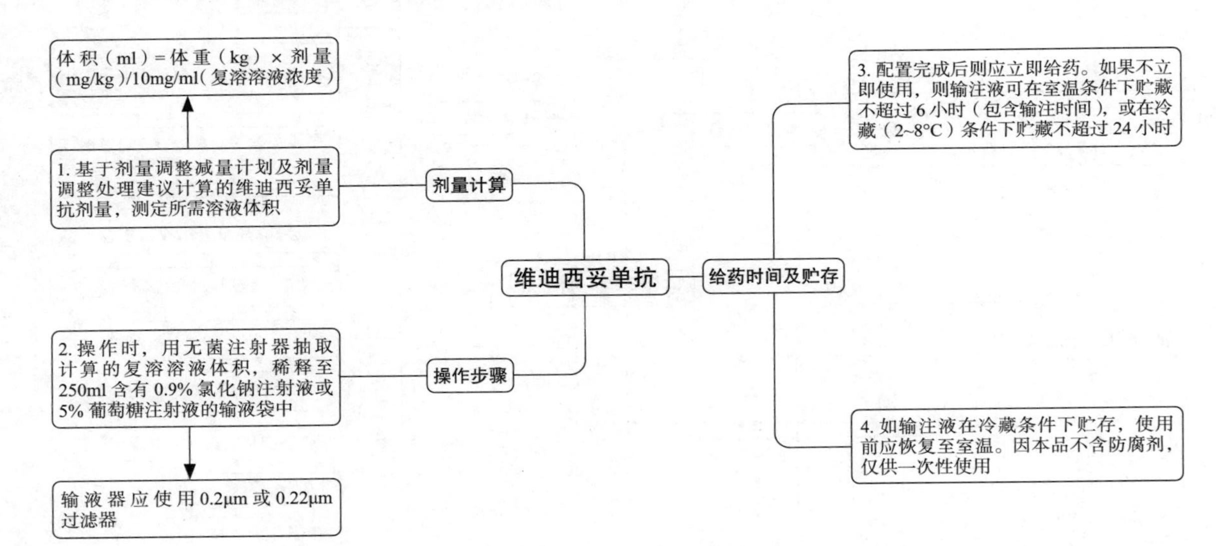

图 7–3　维迪西妥单抗的临床配置流程

4. 奥加伊妥珠单抗的临床配置流程见图 7-4。

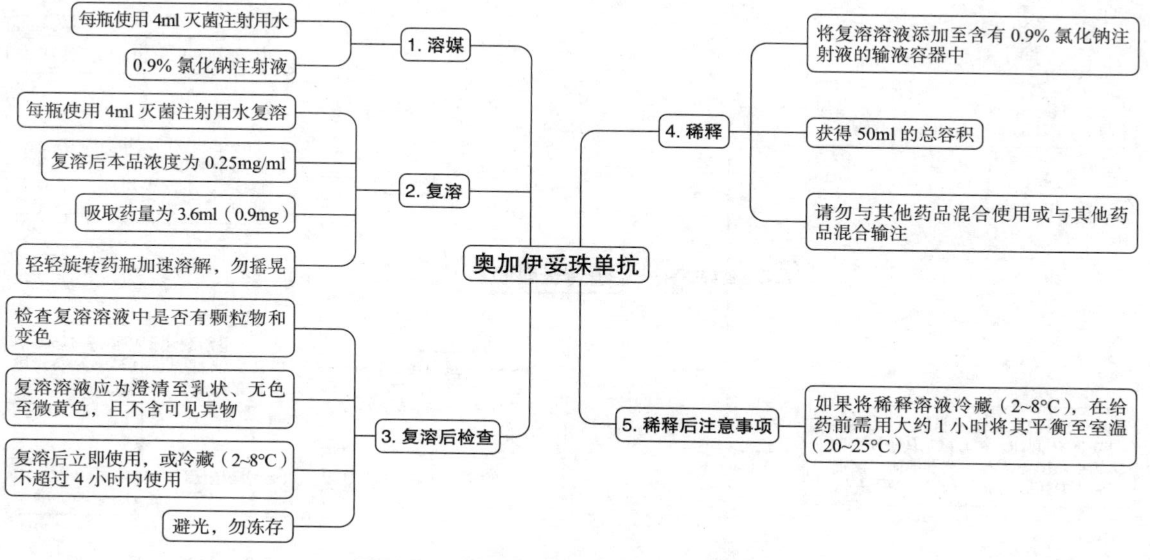

图 7-4　奥加伊妥珠单抗的临床配置流程

5. 戈沙妥珠单抗的临床配置流程见图 7-5。

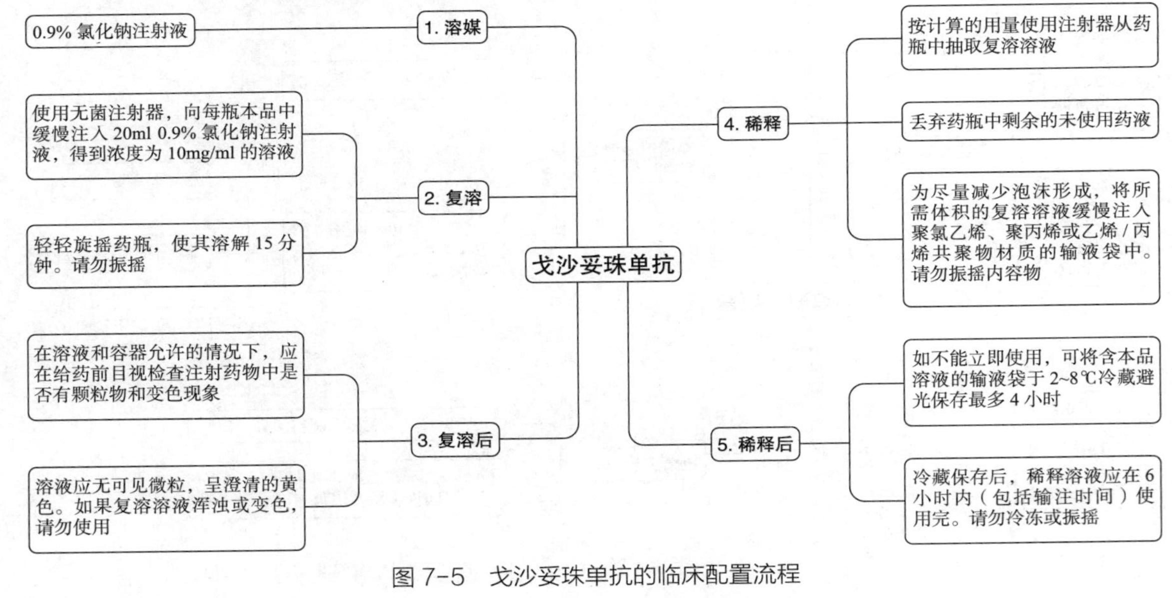

图 7-5 戈沙妥珠单抗的临床配置流程

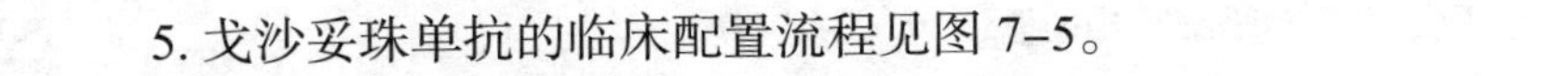

6. 维泊妥珠单抗的临床配置流程见图 7–6。

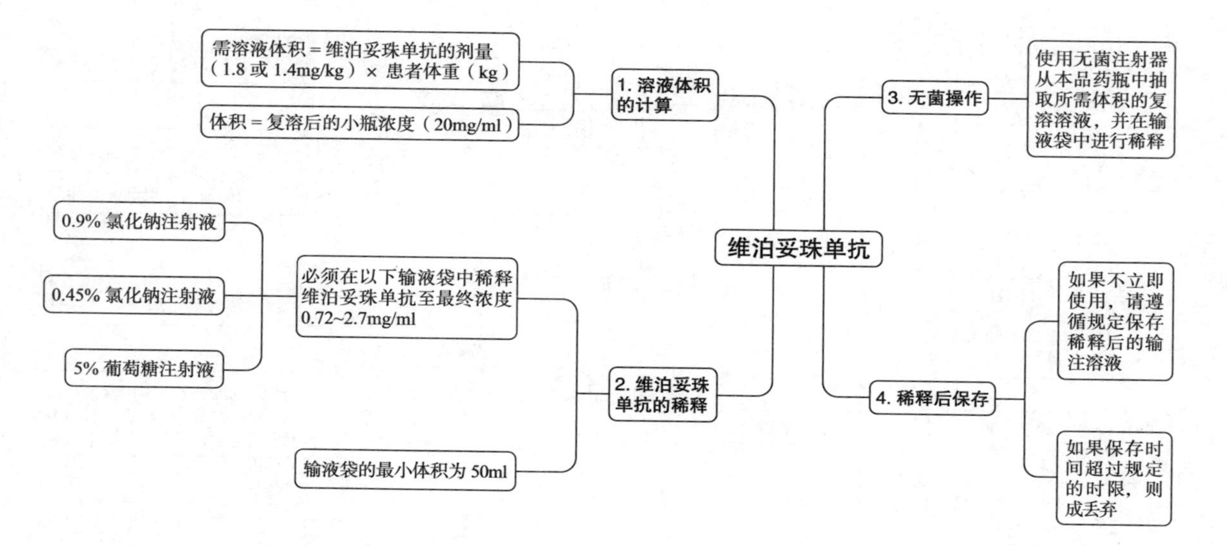

图 7–6　维泊妥珠单抗的临床配置流程

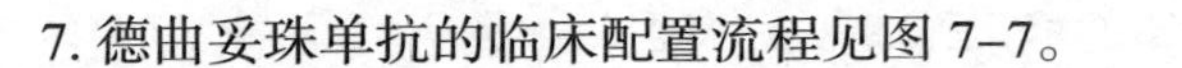

7. 德曲妥珠单抗的临床配置流程见图 7-7。

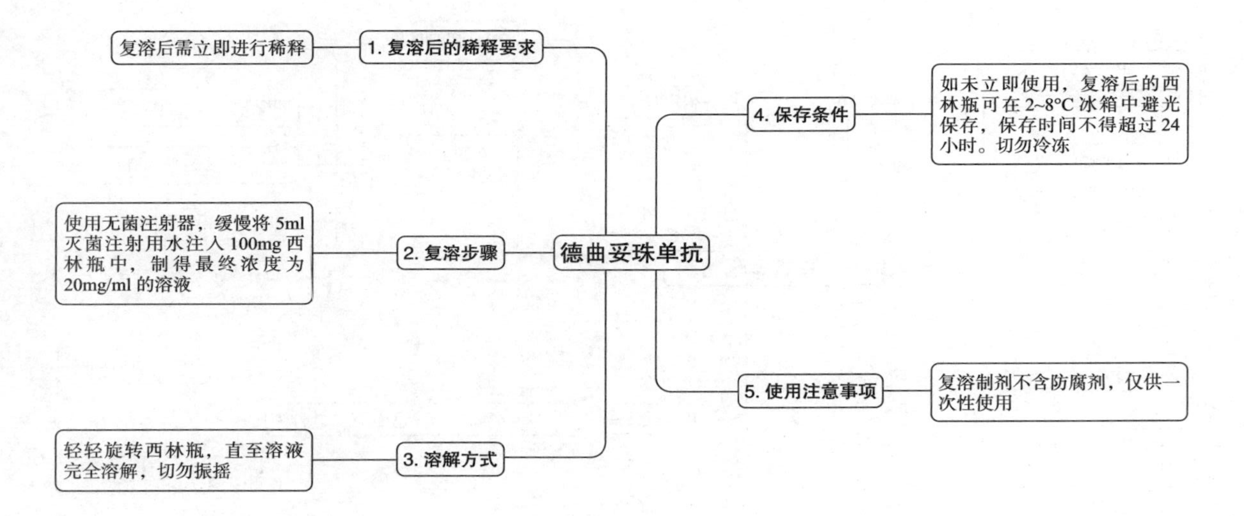

图 7-7　德曲妥珠单抗的临床配置流程

8. 维恩妥尤单抗的临床配置流程见图 7-8。

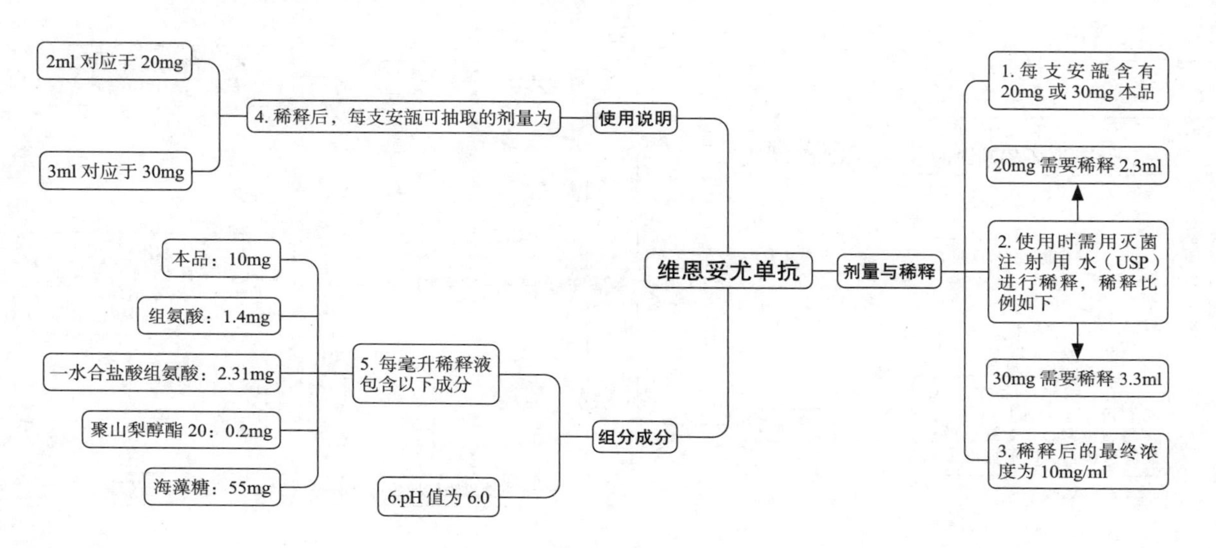

图 7-8 维恩妥尤单抗的临床配置流程

9. 索米妥昔单抗的临床配置流程见图 7-9。

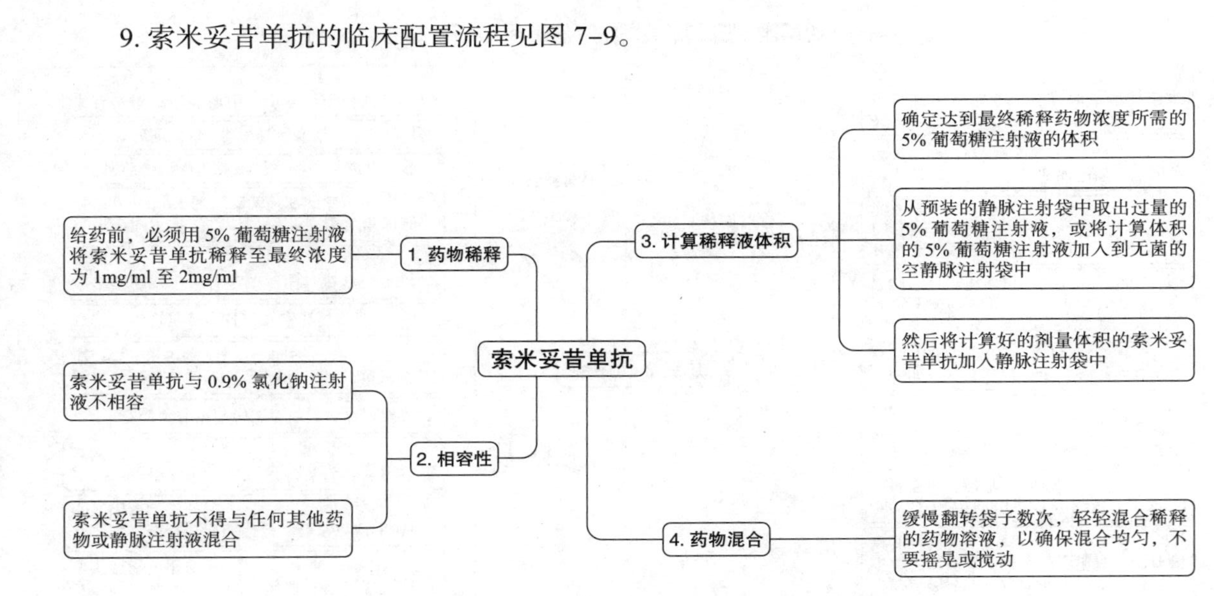

图 7-9　索米妥昔单抗的临床配置流程

10. 芦康沙妥珠单抗的临床配置流程见图 7–10。

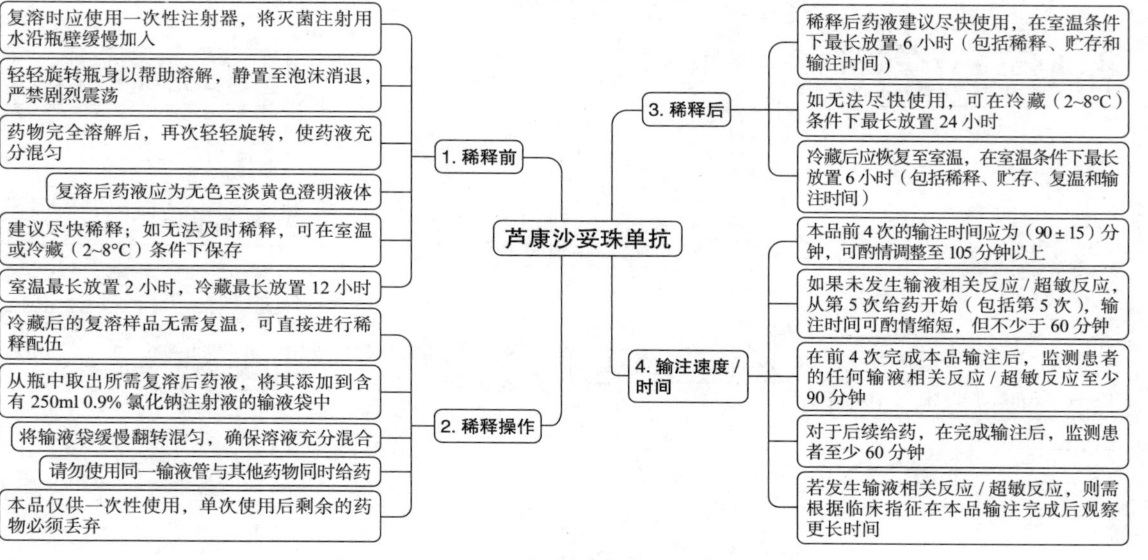

图 7–10　芦康沙妥珠单抗的临床配置流程

11. 替朗妥昔单抗的临床配置流程见图 7–11。

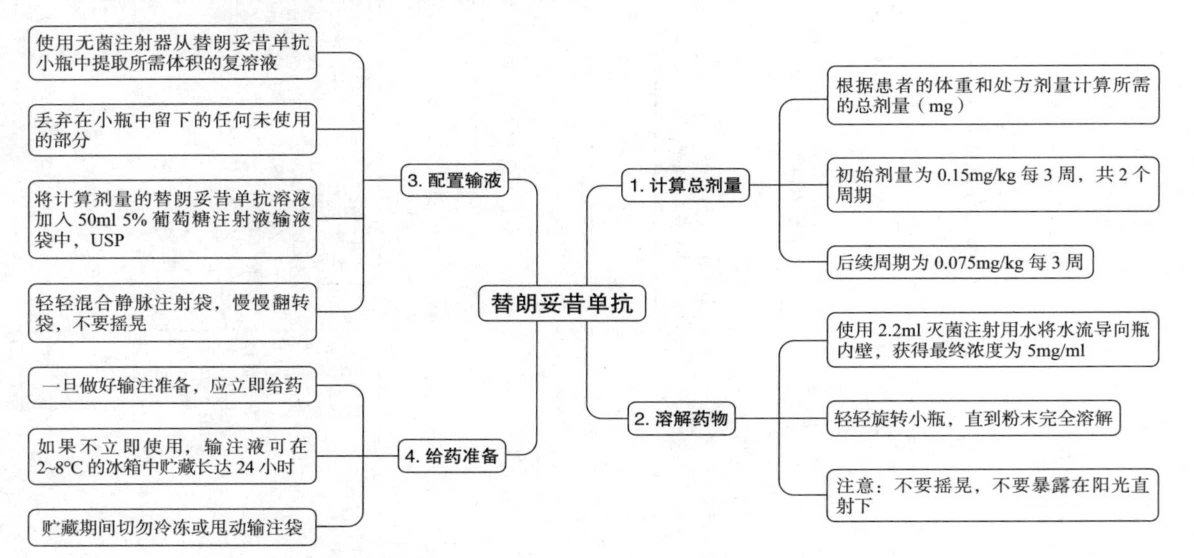

图 7–11　替朗妥昔单抗的临床配置流程

12. 吉妥珠单抗的临床配置流程见图 7-12。

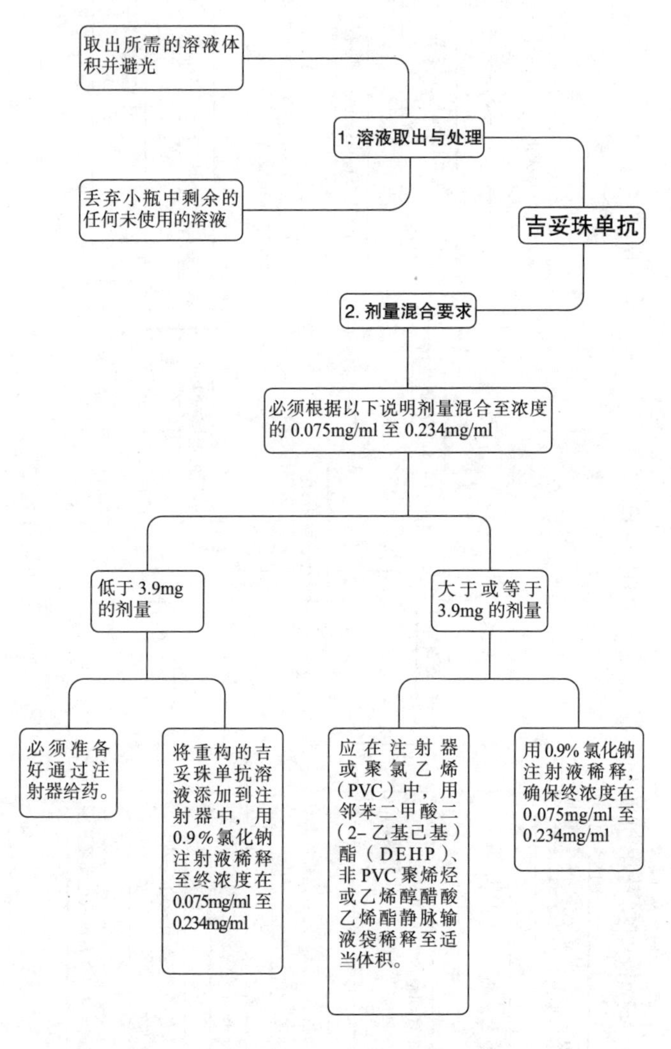

图 7-12　吉妥珠单抗的临床配置流程

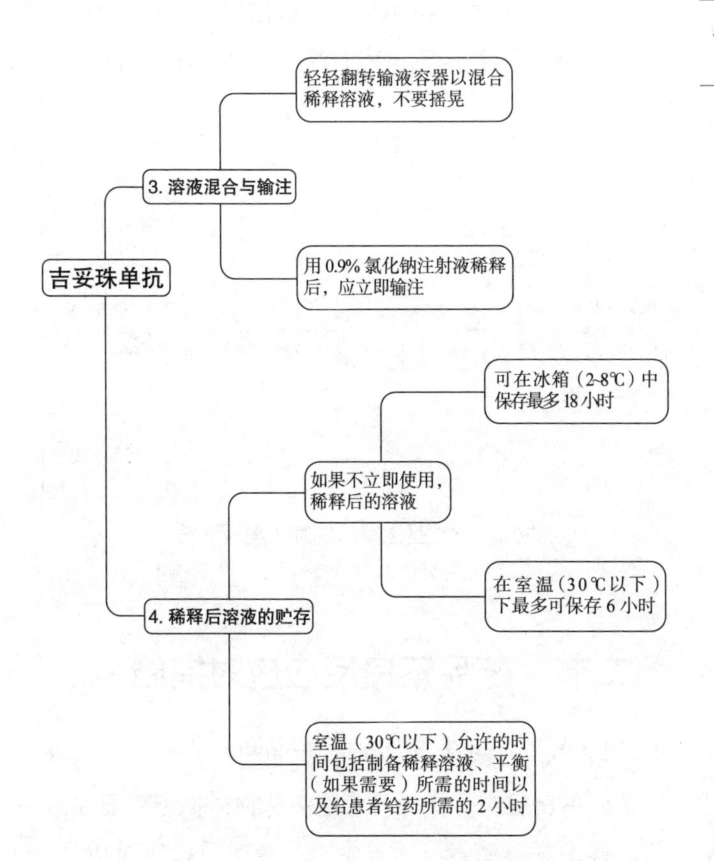
吉妥珠单抗
3. 溶液混合与输注
轻轻翻转输液容器以混合稀释溶液，不要摇晃
用0.9%氯化钠注射液稀释后，应立即输注
4. 稀释后溶液的贮存
如果不立即使用，稀释后的溶液
可在冰箱（2~8℃）中保存最多18小时
在室温（30℃以下）下最多可保存6小时
室温（30℃以下）允许的时间包括制备稀释溶液、平衡（如果需要）所需的时间以及给患者给药所需的2小时

13. 沙西妥昔单抗不得稀释后使用。

14. 替索单抗的临床配置流程见图 7-13。

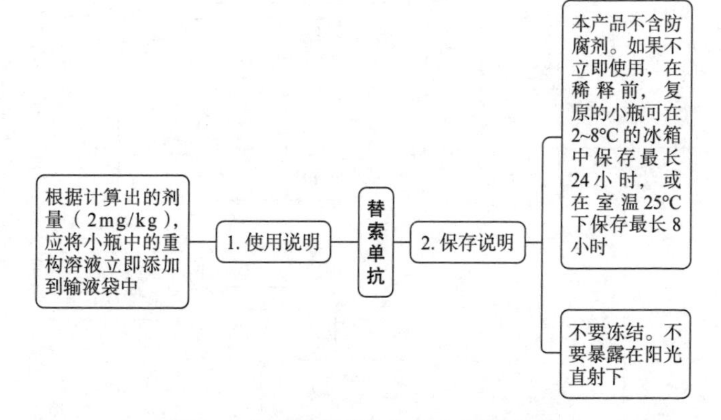

图 7-13　替索单抗的临床配置流程

第二节　药品不良反应应对措施

ADCs 给患者带来生存获益的同时，也可能引发一系列不良反应。作为静脉输注药物，护士需要在给药过程中观察患者有无异常，并及时采取应对措施。ADCs 常见的不良反应中，输液反应和皮肤过敏是给药后最快出现也比较常见的一类，需要护士实时关注并及时处理。

一、输液反应

1. 输液反应简介

（1）输液反应（IRR） 是 ADCs 治疗患者常见的不良反应，发生率为 2.5%~13.0%。

（2）输液反应的一般表现　为发热、寒战，偶尔会有恶心、呕吐、疼痛、眩晕、呼吸困难、低血压、皮疹和乏力。

（3）严重输液反应的症状　包括呼吸困难、低血压、哮喘、支气管痉挛、心跳过速、呼吸窘迫、室上性快速性心律失常和荨麻疹。

2. 应对措施

（1）预处理药物　对有输液反应风险的患者，可使用预处理药物，如类固醇皮质激素、对乙酰氨基酚和（或）苯海拉明等，以最大限度降低输液反应风险。

（2）严密监测　在输注 ADCs 过程中和输注结束至少 1 小时内，应密切监测患者的生命体征，以及是否出现输液反应的症状。

（3）中断输注　若患者出现输液反应，应立即中断 ADCs 的输注。

（4）抗过敏处理　及时进行抗过敏处理，如给予地塞米松或抗组胺类药物。

（5）永久停药　在应用ADCs前，应对患者的全身状况进行充分评估，包括过敏史、既往用药史等；对于发生严重输液反应的患者，建议永久停药。

二、过敏反应

1. 过敏反应简介

（1）过敏反应　是ADCs常见的不良反应之一，这与该类药物包含蛋白质结构密切相关。当ADCs进入人体后，其抗体部分或有效载荷可能触发免疫系统的异常反应，导致过敏反应发生，其中以皮肤症状最为普遍。

（2）ADCs的过敏症状　通常包括皮肤发红、瘙痒、皮疹等，少数情况下可能引发严重过敏反应（如过敏性休克），出现呼吸困难、喉咙紧绷或肿胀等危及生命的症状。

2. 应对措施

（1）询问病史　在使用ADCs前，应充分询问患者的过敏史，必要时进行皮肤测试，以降低过敏反应的风险。

（2）密切观察　在使用ADCs期间密切观察患者的皮肤状况，如出现异常症状，应立即报告给医师并采取对症措施。

（3）药物治疗　常用的抗过敏药物包括抗组胺

药、皮质类固醇等，前者可以缓解皮肤过敏引起的瘙痒、红肿等症状，后者可以减轻皮肤炎症。

（4）局部治疗　对于症状较轻的皮肤过敏，可以使用抗过敏药膏、止痒药水等涂抹在患处，以缓解症状。

输液反应和过敏反应是临床使用 ADCs 较为常见且出现较早的不良反应，往往具有一过性和自限性，需要专业人员（如药师、护士）在患者输液期间就密切关注并及时处理。如果患者在用药期间出现其他不良反应，也应及时报告医师，在医师指导下进行对症救治。

8 第八章 药师用药指导

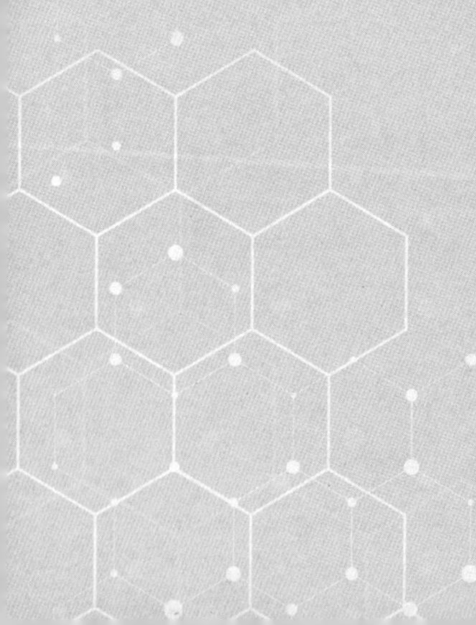

ADCs 是近年来生物医药领域具有显著发展潜力的新型药物，药师应及时掌握 ADCs 的最新动态，灵活运用沟通技巧，协助医师、护士为患者提供高质量药学监护，保障合理用药。

具体而言，药师的工作主要包括完善知识储备、规范处方审核、加强药学监护、关注药物警戒、做好患者教育以及完善相关记录等方面。本章将分别介绍上述 6 点，并对已上市的 ADCs 进行流程图展示。

第一，完善知识储备：药师掌握药品相关知识是开展后续工作的前提和保障。

第二，处方审核：药师应与医师、护士等医疗专业人员紧密合作，共同制定患者的治疗计划，确保患者获得最佳的治疗效果。

第三，用药监护：在患者使用 ADCs 期间，药师应密切监测患者的用药情况，评估药物疗效和安全性，必要时和医师商议用药方案。

第四，药物警戒：药师应制定 ADCs 的药物警戒计划，及时发现药物警戒信号，上报药品不良反应，预防药害事件发生。

第五，患者教育：药师应向患者详细解释 ADCs 的使用方法和注意事项，提高患者的用药依从性和自我管理能力。

第六，做好相关的监督、记录、存档、备案和上报工作。需要强调的是，ADCs 均为静脉输注给药，药品的运输和贮存条件直接影响其安全性和有效性。因此，药师应加强 ADCs 的全流程管理，特别是特殊渠道药品的运输记录以及药品复溶、稀释后的贮存环境。

第一节　基本知识储备

ADCs 作为一种新型抗肿瘤药，新的药品相继上市，新的适应证不断扩充，新的临床证据层出不穷。药师应及时更新自己的知识库，需要深入了解每一款 ADC 的组成、作用机制、适应证、用法用量、注意事项以及可能的不良反应等，以便为医护人员提供药物咨询，为患者提供用药指导。

药师对于 ADCs 的基础知识，应分层级掌握。第一，应了解 ADCs 的定义、特点和发展历程。第二，应掌握每一款已上市 ADC 的组成成分、适应证和用法用量。第三，应掌握药品的注意事项和不良反应等知识并应用到临床实践中。最后，还应该关注 ADCs 的前沿进展，不断更新知识储备。

第二节 处方审核

一、处方审核的定义与重要性

处方审核是指对医师开具的处方进行规范性、合理性、安全性等方面的检查与核对的过程。对于ADCs而言，由于其具有高度的靶向性、显著的疗效和相对较低的副作用等特点，处方审核显得尤为重要。通过处方审核，可以确保ADCs的用药适宜性、安全性和有效性，从而保障患者的用药权益，同时能够更好体现药师的专业水平与价值。

二、处方审核的要点

1. 处方规范性审核

处方前记、正文、后记是否清晰、完整，并确认处方的合法性。医师签名、签章是否规范，并与在药学部门备案的式样一致。处方日期是否清楚、合理，有无涂改现象。核对患者年龄、性别、临床诊断等信息的准确性。实行电子化处方能够减少或避免不规范信息。

2. 药物相互作用审核

分析处方中药物是否存在相互作用，如药效相加、相减或产生不良反应等。评估药物相互作用对患者用药安全的影响，必要时与医师沟通调整治疗方案。了解患者正在使用的其他药物，包括处方药、非处方药、中药等，以避免潜在的药物相互作用。

3. 特殊人群用药审核

核对处方中是否存在孕妇、哺乳期妇女、儿童、老年人等特殊人群禁忌或慎用的药物。根据特殊人群的生理特点和药物代谢特点，评估用药方案的合理性。对于特殊人群的用药，必要时与医师沟通，提出调整用药方案的建议。

4. 处方剂量与用法审核

评估处方剂量是否符合 ADC 药物说明书的规定，以及患者的年龄、体重等生理特点。确认 ADCs 的用法用量是否明确、合理，并符合患者实际情况。对于需要特殊使用方法的 ADCs，如静脉输注等，应审核其使用方法的正确性和安全性。

三、处方审核的流程

1. 处方接收与登记

药师从患者或医师处接收处方，确保处方信息完整、清晰，并将处方信息录入处方审核系统。

2. 处方初审与评估

药师对处方进行初步审查，检查处方是否符合规范，如药品名称、剂量、用法等是否正确，并评估用药合理性。

3. 处方复核

药师对初审通过的处方进行复核，确保处方信息的准确性和完整性。复核过程中应重点关注 ADCs 的用药安全性、有效性和适宜性。

4. 反馈审核结果

对于合格的处方，药师进行调配并发放药品；对于不合格的处方，药师需与医师沟通，提出修改建议或拒绝调配，并记录相关信息以备后续查阅和追溯。

四、注意事项

1. 关注 ADCs 的特殊性

ADCs 具有高度的靶向性和显著的疗效，但同时也存在潜在的副作用和风险。因此，在处方审核过程中应特别关注其用药安全性和有效性。

2. 加强药师队伍建设

提高药师的专业素质和技能水平，增强其对 ADCs 的认知和理解能力。通过培训和学习等方式，不断提升药师的药学服务能力和水平。

3. 利用信息技术辅助审核

采用电子处方系统、合理用药软件等辅助工具，提高处方审核的效率和准确性。同时，建立处方点评和反馈机制，促进合理用药和持续改进。

综上所述，ADCs 的处方审核是一个复杂而关键的过程，需要药师具备丰富的专业知识和实践经验。通过严格的处方审核流程，可以确保 ADCs 的用药安全性、有效性和适宜性，从而保障患者的用药权益。

第三节　用药监护

ADCs 的药学监护是一个综合性的过程，旨在确保患者安全、有效地使用这些药物。以下是药师对 ADCs 的用药患者开展药学监护的详细阐述。

一、患者评估与筛选

1. 病史与过敏史

详细询问患者的病史和过敏史，特别是对抗体、连接子或细胞毒性药物的过敏反应。

2. 生理状态

评估患者的肝肾功能、血常规、电解质等生理指标，确保患者能够承受 ADCs 的代谢和排泄。

3. 肿瘤情况

了解患者的肿瘤类型、分期、分子病理特征等，以选择合适的 ADCs。

二、药物选择与剂量调整

1. 药物选择

根据患者的肿瘤类型和分子特征，结合药品说明书的适应证和禁忌证，选择合适的 ADCs。

2. 剂量调整

在药品说明书指导下，根据患者的体重、体表面积、肝肾功能等因素，调整 ADCs 的剂量，确保药物在体内达到有效浓度，同时避免毒性反应。

三、给药方式与注意事项

1. 给药方式

ADCs 通常采用静脉注射的方式给药，应根据药品说明书选择合适的溶媒，确保给药过程的速度和安全性。

2. 预处理

在某些情况下，需要在给药前进行预处理，以预防输液相关反应或超敏反应。

3. 给药时间

严格按照医嘱和药品说明书的要求配置给药，避免配置流程不规范、给药方式不恰当或用药剂量不符合标准。

四、不良反应监测与处理

密切观察患者在用药过程中的不良反应，如发热、寒战、皮疹、恶心、呕吐、腹泻等。一旦出现不良反应，应立即停药并采取相应的治疗措施，如抗过敏、补液、保肝等。

ADCs 的不良反应监护是确保患者安全用药的重要环节，除输液反应外，主要还包括以下几方面。

1. 血液系统不良反应

（1）不良反应　骨髓抑制是 ADCs 常见的不良反应之一，主要表现为白细胞减少、贫血、全血细胞减少、中性粒细胞减少症、血小板减少症等。这主要是 ADCs 中的细胞毒性成分对骨髓造血功能产生抑制作用所致，严重的血液系统不良反应可进一步增加出血和感染的风险。

（2）应对措施　①在使用 ADCs 前，应对患者的血常规进行全面评估，了解基线水平。

②在治疗过程中，定期监测血常规，特别是白细胞、血红蛋白、血细胞计数等指标的变化。

③对于白细胞减少，根据减少的程度和持续时间，及时采取相应的治疗措施。对于轻度的白细胞减少，可以通过观察、营养支持等非药物治疗手段进行干预；对于中重度的白细胞减少，应考虑使用集落刺激因子（CSF）进行治疗，以促进白细胞的生成和恢复。

④对于贫血，根据贫血的程度和原因，采取促进红细胞生成（如使用促红细胞生成素）、输注红细胞等措施。

⑤对于血小板减少症，可给予血小板输注或促血小板生成素等治疗。

⑥为了减少骨髓抑制的发生，可以在使用 ADCs 前进行预处理，如使用粒细胞集落刺激因子等。

2. 消化道反应

（1）不良反应　消化道反应是 ADCs 常见的不良反应，包括恶心、呕吐和腹泻等，这类反应通常为轻度，但也不排除重度反应个例。

（2）应对措施　①对于轻度的消化道不良反应，可以通过调整饮食、按摩热敷、改变体位等非药物治疗手段进行干预。

②对于中重度的消化道不良反应，应考虑使用止吐药物、补液等措施进行治疗。

③对于出现严重消化道反应的患者，应加强营养支持，如使用肠内营养或肠外营养等措施，以保证患

者的营养摄入和身体健康。

④如反复多次发生≥3级消化道反应，则应考虑停止治疗。

3. 周围神经病变

（1）不良反应　周围神经病变的症状主要表现为感觉神经损伤，如各种感觉减退、感觉过敏、感觉倒错和烧灼性疼痛等各种神经痛的症状，严重者可出现四肢无力、蹲起困难、无法行走，甚至卧床。周围神经病变的发生率在不同研究报道中有所差异（13%~62%），大多以1~2级周围神经病变为主。

（2）应对措施　①在使用ADCs前，应对患者用药后发生周围神经病变的风险进行评估，中高风险患者应谨慎使用这类药物。

②在治疗过程中，定期监测患者的神经系统状况，如进行神经传导速度检查等。

③当患者出现周围神经病变时，可给予B族维生素营养神经治疗。

④对于神经痛的症状，可选择加巴喷丁、普瑞巴林、阿米替林、文拉法辛或度洛西汀等对症治疗。

4. 肝毒性

（1）不良反应　肝毒性主要表现为丙氨酸氨基转移酶（ALT）、天门冬氨酸氨基转移酶（AST）、胆红素等血生化检测指标的异常，严重时可能导致静脉阻塞性肝病。

（2）应对措施　①在使用ADCs前，应结合病史询问及实验室检查，对患者的肝功能进行全面评估。

②在治疗过程中，应继续定期监测肝功能指标。

③对于出现肝功能损害的患者，应根据损害程度采取相应的治疗措施，如停药、保肝治疗等，若有严重或致死性静脉阻塞性肝病（VOD），则立即停止用药。

5. 肺毒性

（1）不良反应　表现为某些ADCs（如DS8201），可能引起间质性肺炎（ILD），这是一种严重的肺部不良反应。

（2）应对措施　①在使用这类ADCs前，应详细询问患者的肺部病史，了解是否存在潜在的肺部病变，对于存在ILD风险的患者，应谨慎使用这类药物。

②在治疗过程中，定期监测患者的肺部状况，如进行肺部CT等影像学检查。

③对于出现ILD症状的患者，应立即停止使用ADCs，并进行全面的肺部评估。

④对于确诊的ILD患者，应根据病情严重程度采取相应的治疗措施，如使用糖皮质激素、免疫抑制剂等。

6. 心脏毒性

（1）不良反应　心脏毒性通常表现为Q-T间期

延长、左心室射血分数（LVEF）下降等，可能由ADCs对心脏的直接毒性作用所致。

（2）应对措施　①在使用ADCs前，全面评估患者的心血管状况，了解是否存在潜在的心脏病变。对于存在心脏病变风险的患者，应谨慎使用这类药物。

②在治疗期间，动态定期复查心电图和心脏超声，必要时完善心肌标志物如脑钠肽或氨基末端脑钠尿肽、心肌肌钙蛋白I或超敏肌钙蛋白的检测。

③对于出现心脏不良反应的患者，应根据不良反应的严重程度采取相应的治疗措施。对于无症状性心功能不全的患者，可以在服用血管紧张素转换酶抑制剂或β受体拮抗剂的基础上，继续ADCs治疗并加强LVEF监测。若LVEF降低不可恢复或严重降低，或发生有症状的充血性心力衰竭，应永久停药并进行全面的心脏治疗。

患者使用ADCs发生不良反应及应对措施如图8-1所示。

7. 不良反应监护措施

（1）全面评估患者　药师应询问患者的过敏史和既往用药史，以评估患者是否存在对ADCs或其成分过敏的风险。同时在使用ADCs前，应协助医师对患者的血常规、肝肾功能、心电图等进行全面评估，了解患者的基线水平。

（2）定期监测　在治疗过程中，应提醒医师定期

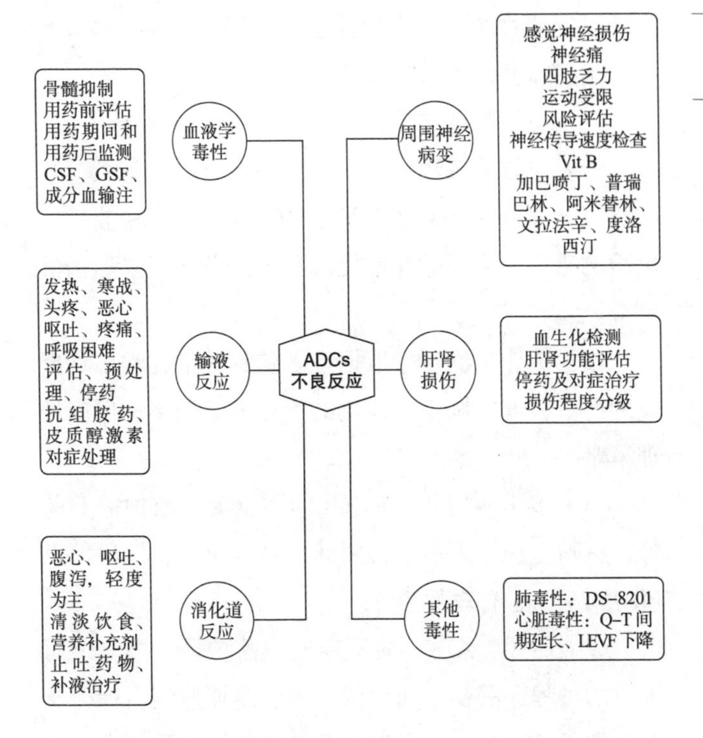

图 8-1 ADCs 药物的常见不良反应及应对措施

监测患者的血常规、肝肾功能、心电图等指标，以便及时发现和处理不良反应。对于存在特定不良反应风险的患者，如肺部疾病史、心脏疾病史等，药师应更加密切地协助医师监测相关指标。

（3）及时处理不良反应 药师应提醒医护人员，一旦出现不良反应，应立即停药或调整剂量，并给予相应的对症治疗。对于严重的不良反应，如严重输液反应、间质性肺炎、充血性心力衰竭等，应立即进行抢救治疗，并考虑永久停药。

（4）患者教育与随访　详见第八章第四节。

8. 特殊注意事项

（1）预处理　对于某些ADCs，如存在输液反应风险的患者，可在输注前使用预处理药物以降低输液反应风险。

（2）个体化治疗　根据患者的具体情况和不良反应的严重程度，制定个体化的治疗方案和不良反应处理策略。

（3）多学科协作　ADCs的不良反应监护需要药师、医师、护士等多学科团队的共同协作，以确保患者得到全面、有效的治疗。

综上所述，ADCs的不良反应监护是一个复杂而细致的过程，需要全面评估患者、定期监测指标、及时处理不良反应、加强患者教育与随访以及注意特殊事项等多方面的努力。通过这些措施，可以确保患者安全、有效地使用ADCs，从而提高治疗效果和患者的生活质量。

五、患者教育与随访

具体内容详见第八章的第四节。

六、药物贮存与管理

1. 贮存条件

确保ADCs在规定的贮存条件下保存，避免受潮、受热、光照等不利因素的影响。

2. 有效期管理

定期检查药物的有效期，避免使用过期的药物。

3. 特殊管理

对于某些需要特殊管理的ADCs，如冷藏保存、避光保存等，应严格按照要求执行。

综上所述，ADCs的药学监护是一个复杂而细致的过程，需要药师、医师、护士等多学科团队的共同协作。药师应凭借自身的专业优势，充分发挥桥梁纽带作用。通过全面的患者评估、药物选择与剂量调整、给药方式与注意事项、不良反应监测与处理、患者教育与随访以及药物贮存与管理等方面的努力，可以确保患者安全、有效地使用ADCs，提高治疗效果和患者的生活质量。

第四节　患者教育

患者在治疗前与用药期间，药师应向患者和

（或）其照护者做好 ADCs 相关不良反应的宣传教育工作，包括：告知患者目前使用 ADCs 的名称、生产厂家、使用剂量、治疗周期；ADCs 潜在的不良反应类型与表现、发生时间，是否可逆转；首次用药需有照护者陪护患者；出现不良反应时，患者和（或）照护者应及时向治疗团队（医师、护士和药师等）报告症状，以便早期识别、报告和治疗 ADCs 的不良反应。

患者教育包括以下内容。

1. 了解药物信息

有能力、有意愿的患者，应充分了解所使用 ADCs 的名称、剂量、用药频率和用药方式等信息。

2. 认识不良反应

患者或其家属应了解可能出现的常见不良反应及其应对措施，以便在出现不良反应时能够及时处理。

3. 遵循医嘱用药

患者或其家属应严格按照医师的处方用药，不得随意更改剂量或停药。

4. 坚持定期监测

患者应遵医嘱定期进行血常规、肝肾功能等检查，以便及时发现并处理不良反应。

5. 改善生活方式

患者应保持健康的生活方式，如合理饮食、适量运动等，以提高身体免疫力，减少不良反应的发生。

总之，药师开展患者教育工作，就是要向患者详细解释ADCs的作用机制、用药方法、注意事项以及可能出现的不良反应，提高患者的用药依从性和自我管理能力。同时，定期对患者进行随访，了解患者的用药情况、病情变化以及不良反应的改善情况，及时调整治疗方案。

表8-1为用药教育记录表。

表8-1 用药教育记录表

年　　月　　日

1. 基本信息

姓名		性别		年龄		病历号	

指导对象：□患者本人　□患者家属　□其他药师签字：

患者/家属签字：　　　　　　联系方式：

2. 基础病及用药

慢病信息	□ 高血压　□ 糖尿病　□ 高血脂　□ 贫血
慢病信息	□ 房颤　□ 脑梗塞　□ 冠心病　□ 心肌梗死
	□ 抑郁症　□ 焦虑症　□ 肝炎　□ 胆结石
	□ 便秘　□ 腹泻　□ 其他
用药信息	□ 降压药　□ 降脂药
	□ 精神类药　□ 抗病毒药
	□ 降糖药（○胰岛素○其他）
	□ 其他

3. 用药宣教

通用名	服药时间	用法用量	注意事项

第五节 相关记录

药师完善药品的相关记录，有助于今后查阅，避免出现相同或相近的不良反应，积累临床用药依据。相关记录主要包括以下内容。

1. 患者信息。

2. 药品信息。

3. 用药信息。

4. 不良反应及处置措施。

5. 其他相关信息。

附：常见的已上市 ADCs 的药学工作流程图如下所示。

1. 恩美曲妥珠单抗药学工作流程见图 8-2。

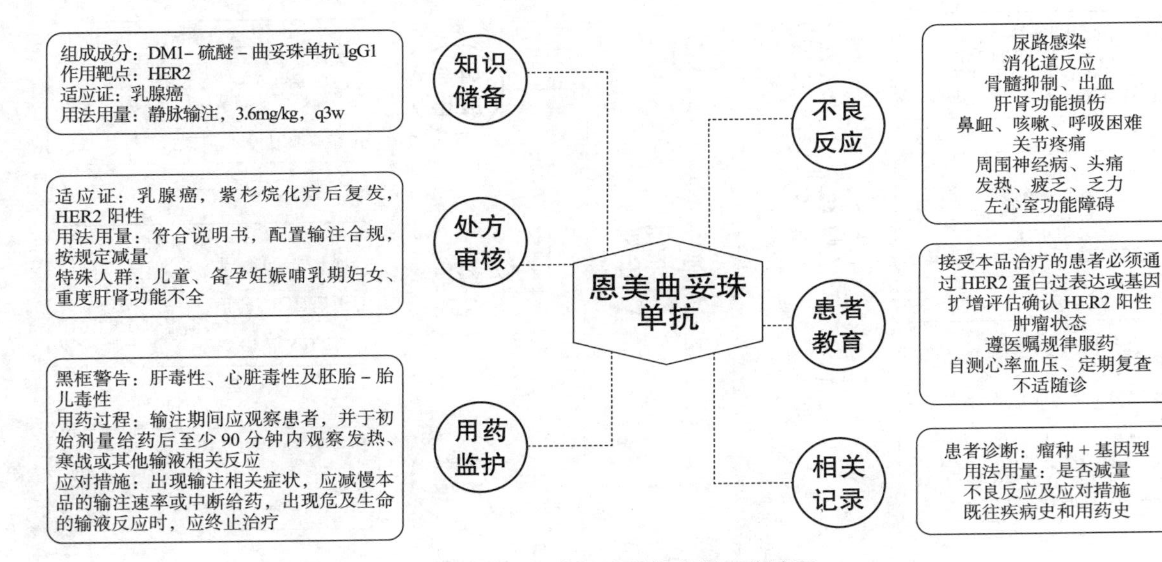

图 8-2　恩美曲妥珠单抗药学工作流程

2. 维布妥昔单抗药学工作流程见图 8–3。

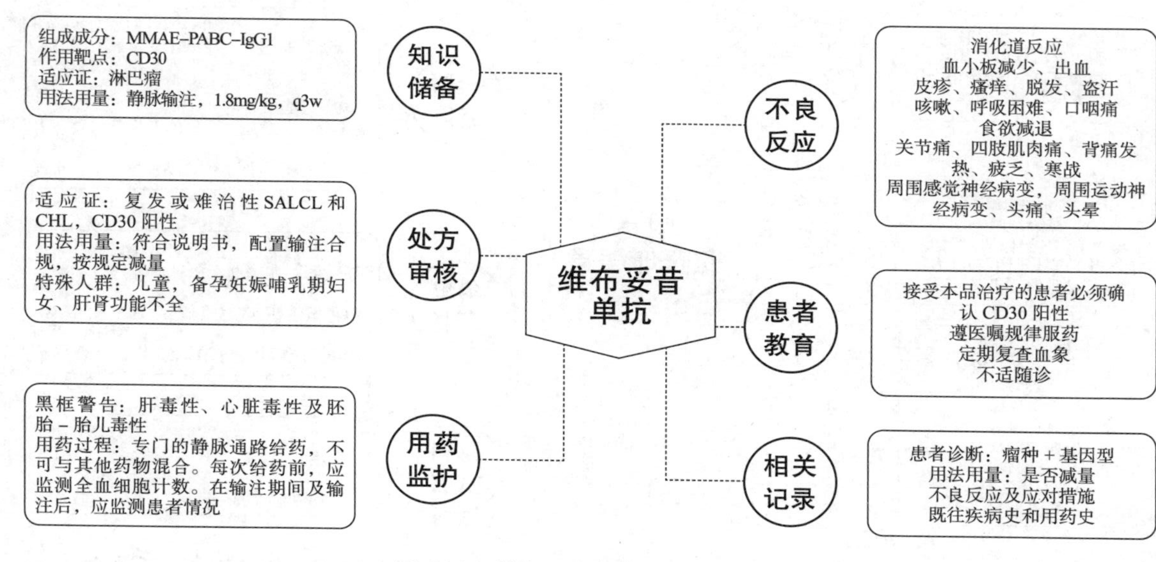

图 8–3　维布妥昔单抗药学工作流程

3. 维迪西妥单抗药学工作流程见图 8-4。

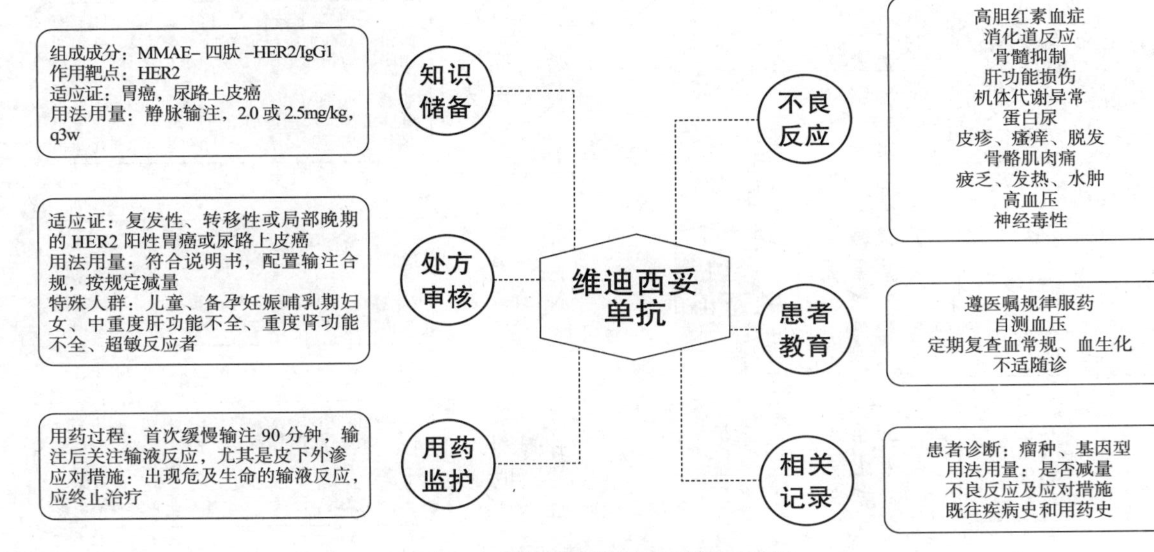

图 8-4 维迪西妥单抗药学工作流程

4. 奥加伊妥珠单抗药学工作流程见图 8-5。

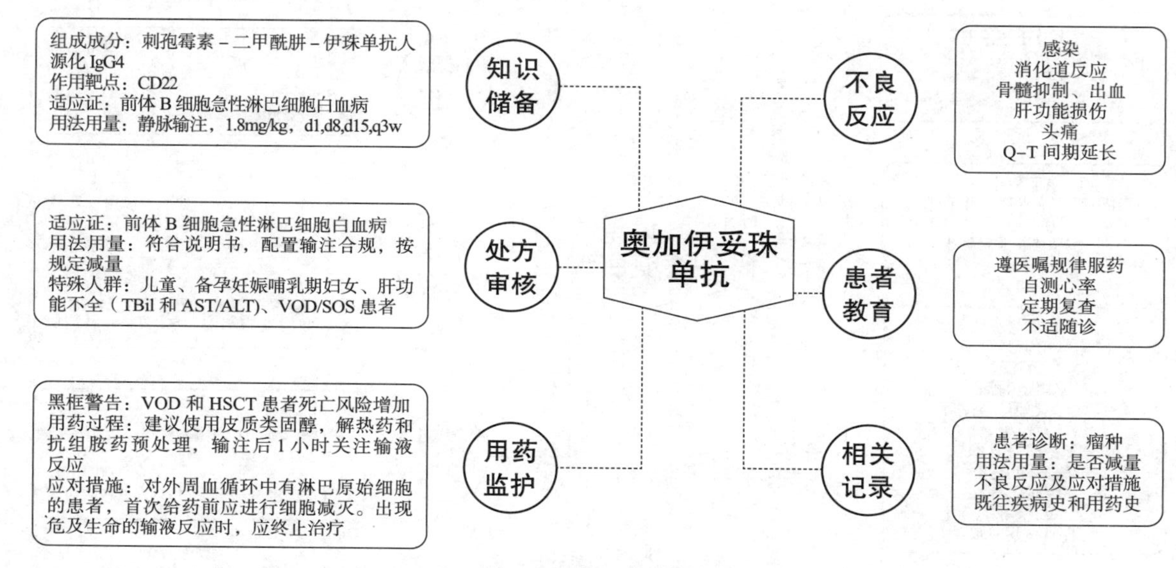

图 8-5　奥加伊妥珠单抗药学工作流程

5. 戈沙妥珠单抗药学工作流程见图 8-6。

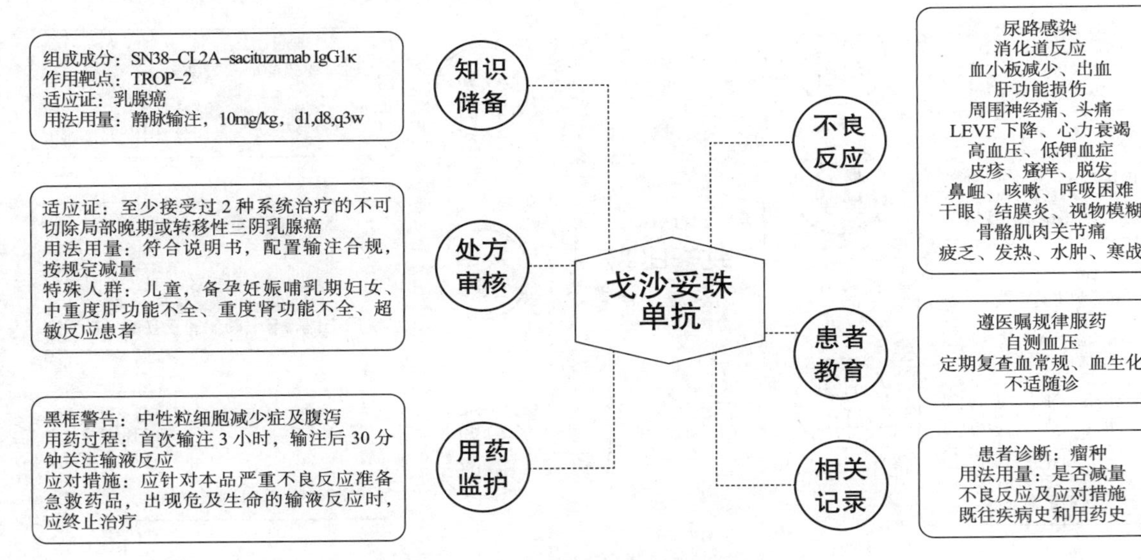

图 8-6 戈沙妥珠单抗药学工作流程

6. 维泊妥珠单抗药学工作流程见图 8-7。

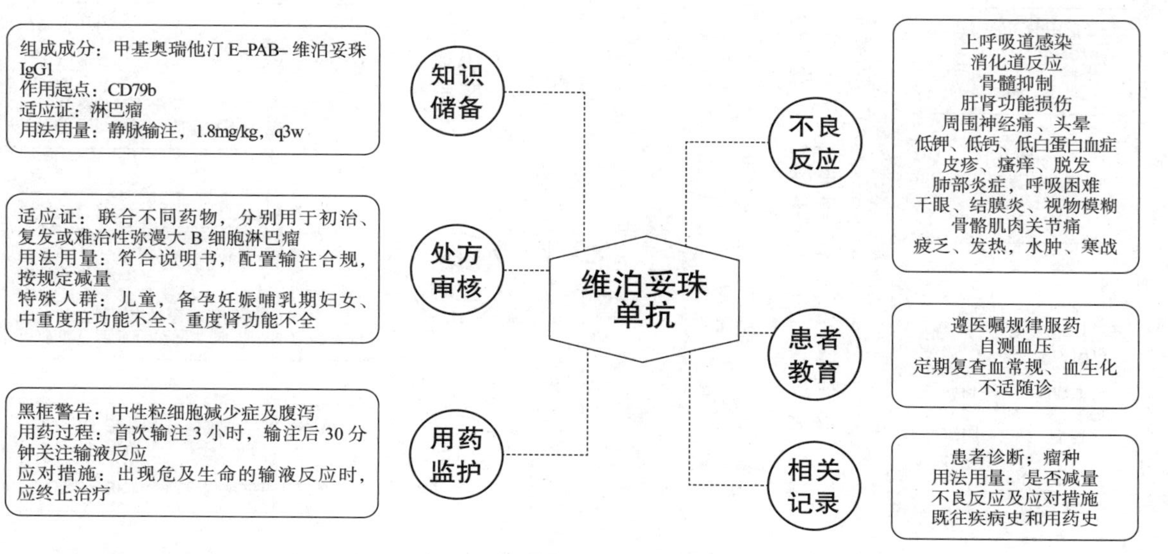

图 8-7　维泊妥珠单抗药学工作流程

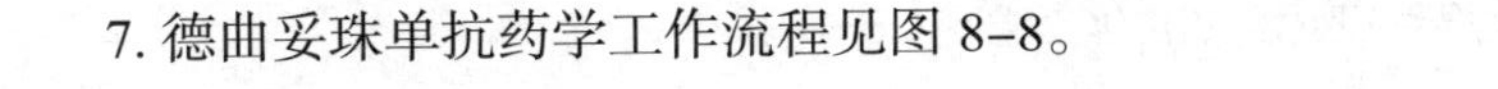

7. 德曲妥珠单抗药学工作流程见图 8-8。

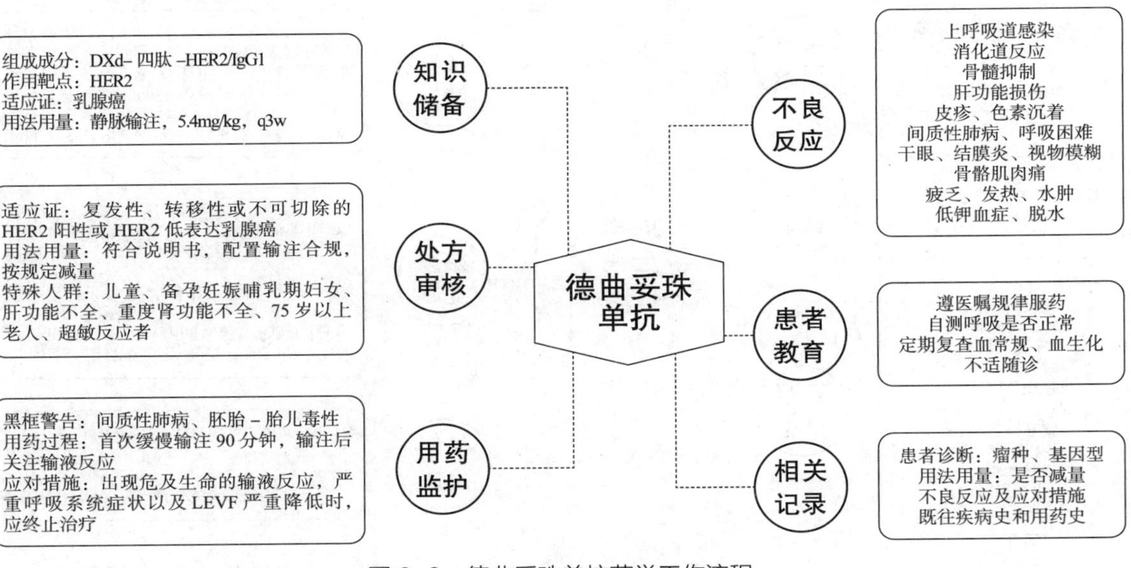

图 8-8 德曲妥珠单抗药学工作流程

8. 维恩妥尤单抗药学工作流程见图 8-9。

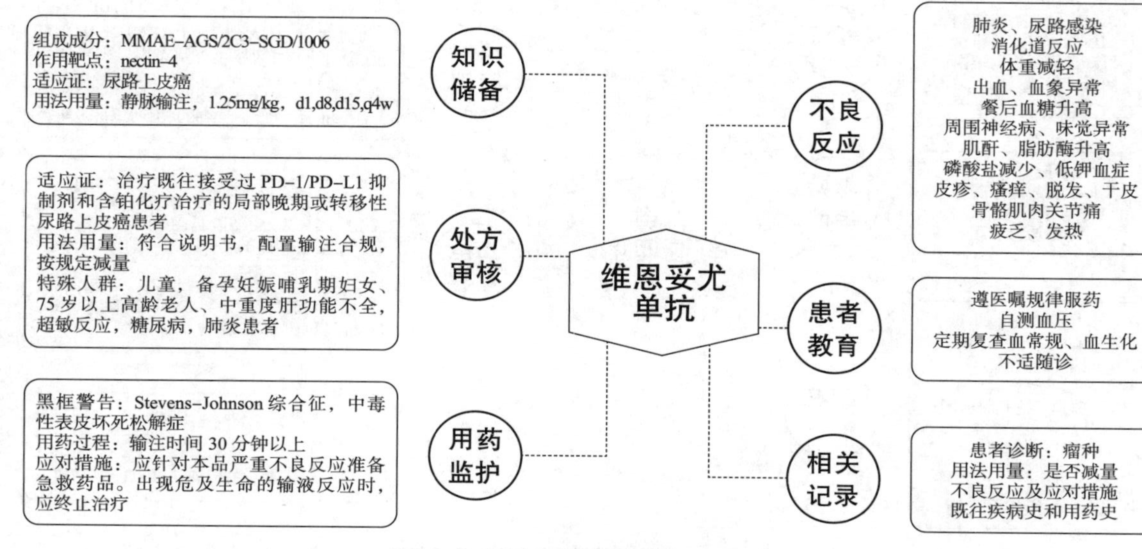

图 8-9　维恩妥尤单抗药学工作流程

9. 索米妥昔单抗药学工作流程见图 8-10。

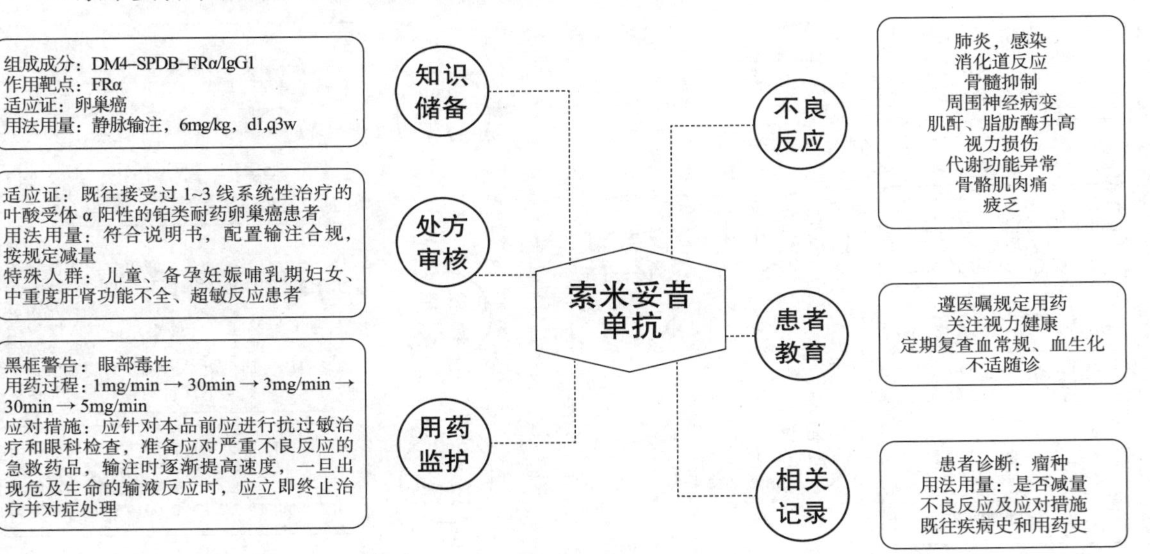

图 8-10　索米妥昔单抗药学工作流程

10. 芦康沙妥珠单抗药学工作流程见图 8-11。

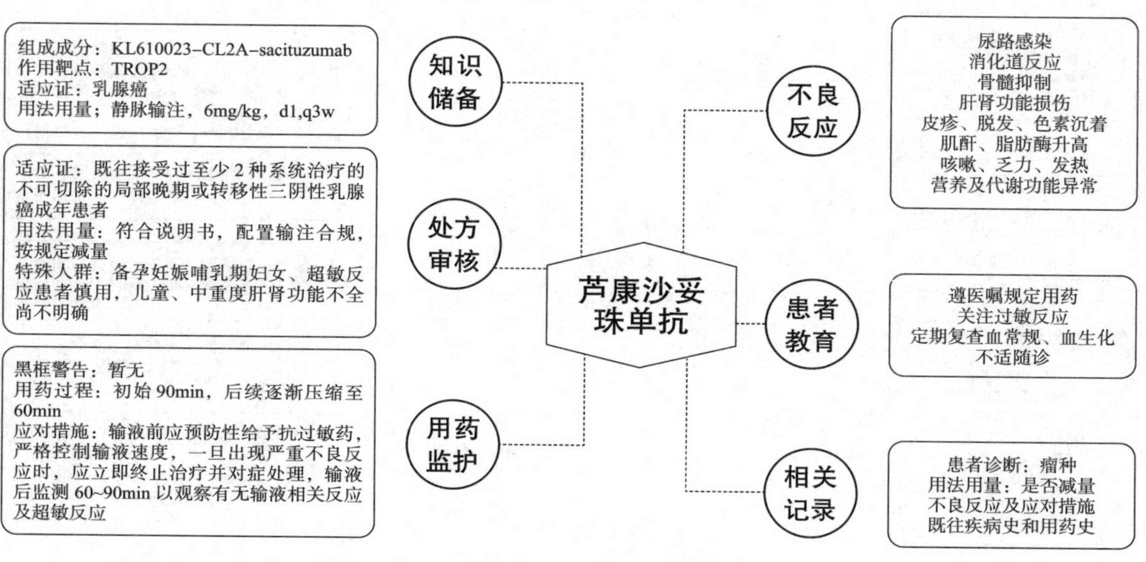

图 8-11　芦康沙妥珠单抗药学工作流程

11. 替朗妥昔单抗药学工作流程见图 8-12。

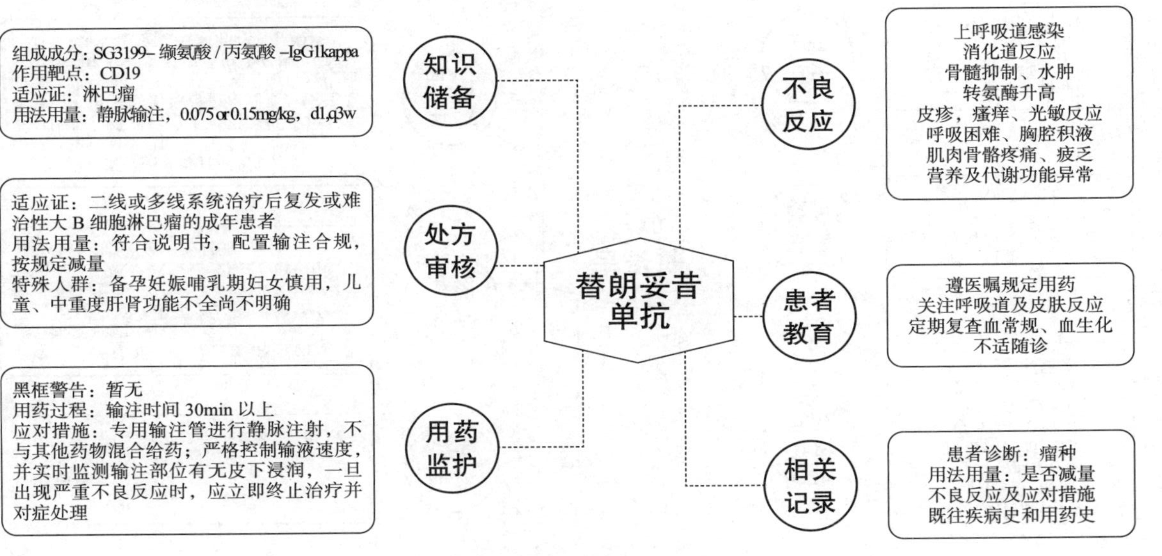

图 8-12　替朗妥昔单抗药学工作流程

12. 吉妥珠单抗药学工作流程见图 8-13。

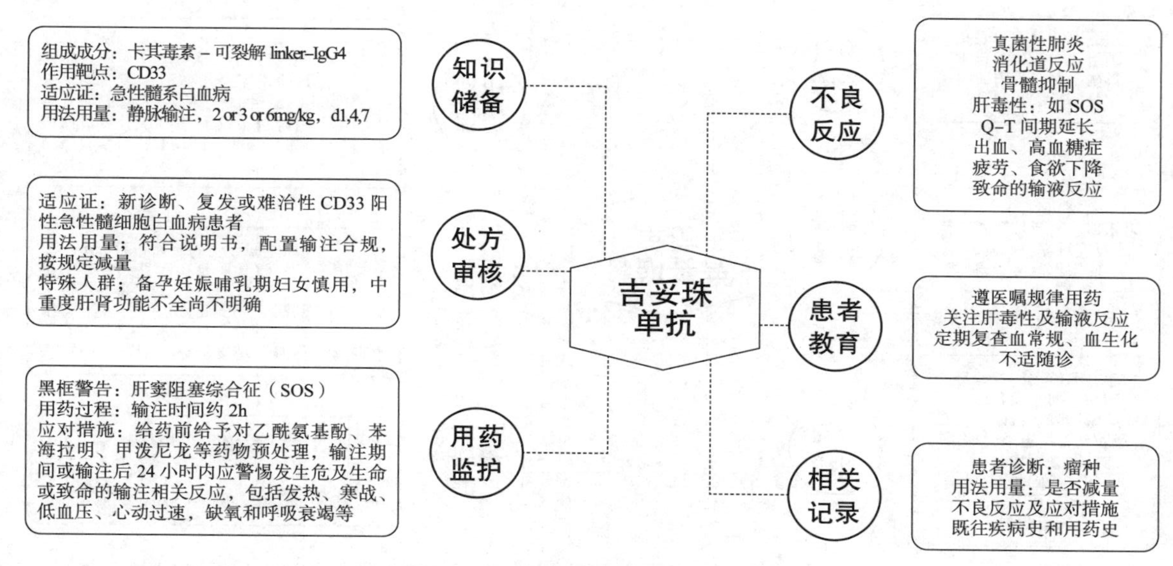

图 8-13　吉妥珠单抗药学工作流程

13. 沙西妥昔单抗药学工作流程见图 8-14。

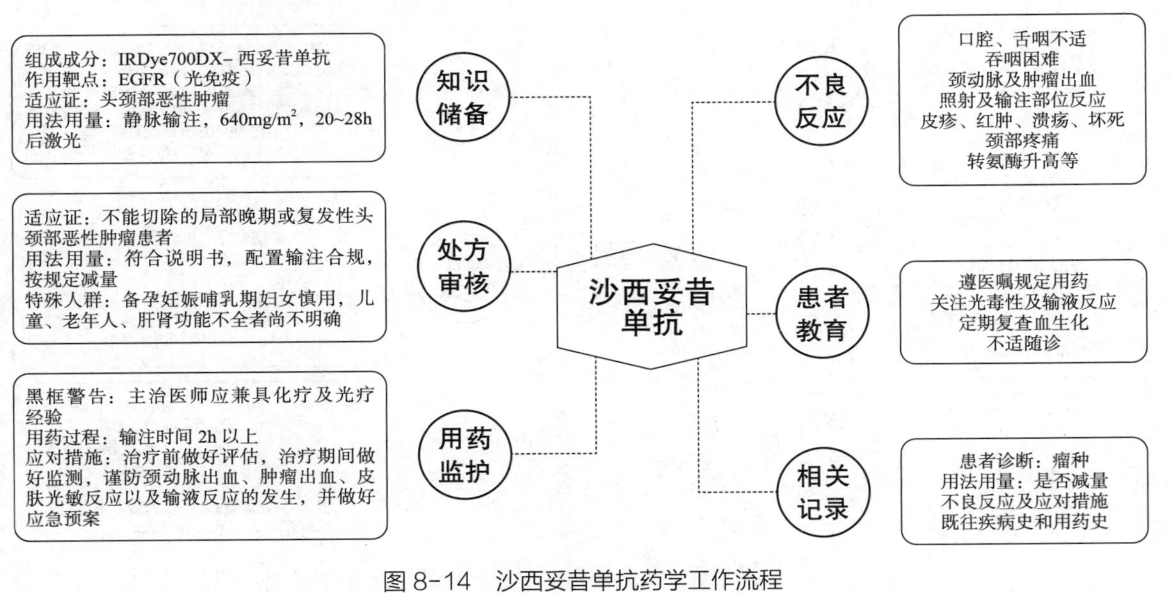

图 8-14　沙西妥昔单抗药学工作流程

14. 替索单抗药学工作流程见图 8-15。

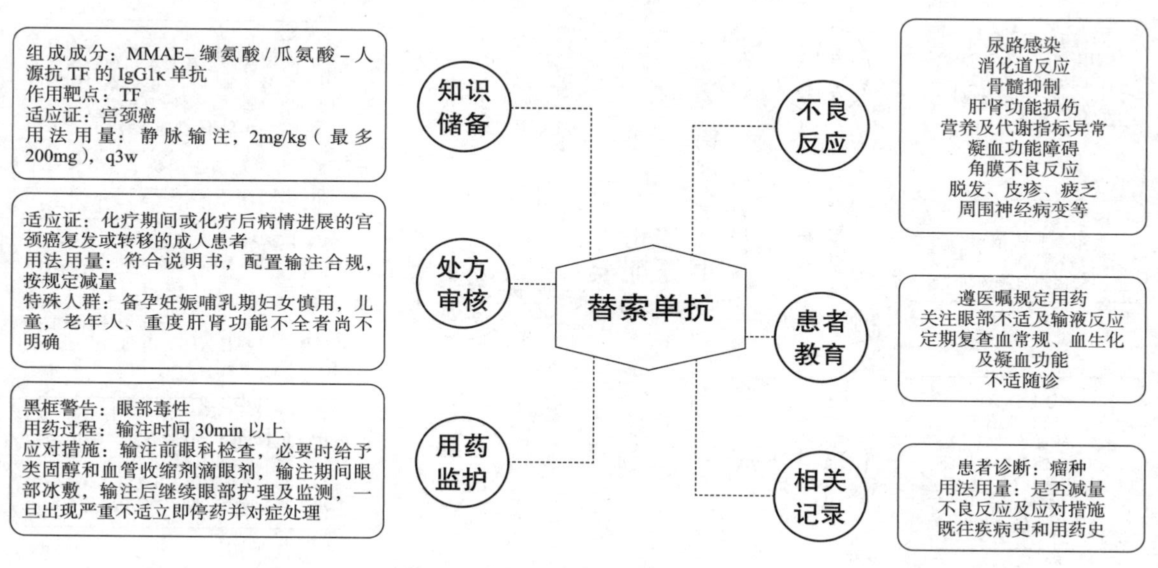

图 8-15　替索单抗药学工作流程

小结

ADCs 作为现阶段最活跃的抗肿瘤创新药，通过将细胞毒性药物连接到靶向肿瘤的抗体上，实现了靶向药物和化疗药物的结合，进而实现高精度治疗。ADCs 市场前景广阔，但也面临一定的挑战和风险。众所周知，安全性、有效性和经济性是合理用药的三大原则，ADCs 的发展必须要以此为指引，努力在技术、应用和市场层面进一步突破。

在技术层面，ADCs 历经技术迭代革新，在肿瘤靶向性、循环稳定性及抗癌活性等方面取得了显著提升。特别是定点偶联技术逐渐成熟，被越来越多新型 ADCs 使用，以提高药物的均一性和降低异质性。下一步，双抗 ADC、新型偶联药物等将成为新的研究热点。

在应用层面，ADCs 的临床使用需要不断个体化、精细化。目前，医师为患者开具 ADCs 的药物处方，都是在完善相关基因位点检测的前提下。然而，囿于技术所限，用药后的血药浓度监测尚未开展，特别是针对大分子单克隆抗体的血药浓度检测仍存在技术盲区，相关的操作规范和解读标准亟待完善。只有将给药前的基因检测和给药后的浓度检测有机结合，才能保证用药的个体化。同时，ADCs 与其他抗肿瘤药物的联合应用，也是今后临床研究的方向。

在市场层面，ADCs 在药物领域的市场竞争有望降低药品价格，从而提高普通百姓的用药可及性。2023 年，全球 ADCs 的市场规模首次突破 100 亿美元，但全球 ADCs 的市场份额相对分散。预计未来几年 ADCs 的市场份额将持续增长，随着市场的逐步成熟和竞争格局的形成，行业领先企业的市场份额将逐渐扩大。如何避免行业巨头垄断，形成价格良性竞争机制，也是 ADCs 在发展中不可回避的问题。

总之，ADCs 的发展需要不断创新技术、提高研发效率、优化生产工艺、关注市场动态、积极政策引导，在激活研发潜力的同时更要满足肿瘤患者的临床需求。

参考文献

[1] 中国药学会医院药学专业委员会，中国抗癌协会肿瘤临床化疗专业委员会. 抗体偶联药物安全性跨学科管理中国专家共识[J]. 中国医院药学杂志，2023，43（1）：1-10.

[2] 中国抗癌协会肿瘤药物临床研究专业委员会，国家抗肿瘤药物临床应用监测专家委员会，国家肿瘤质控中心乳腺癌专家委员会，等. 抗体药物偶联物治疗恶性肿瘤临床应用中国专家共识（2023版）[J]. 中华肿瘤杂志，2023，45（9）：741-762.

[3] 中国临床肿瘤学会（CSCO）淋巴瘤专家委员会，中国临床肿瘤学会（CSCO）白血病专家委员会，马军. 抗体药物偶联物治疗血液系统恶性肿瘤临床应用指导原则（2023年版）[J]. 白血病·淋巴瘤，2024，33（1）：12-19.

[4] 中国医疗保健国际促进交流会泌尿健康促进分会，中国研究型医院学会泌尿外科学专业委员会. 尿路上皮癌抗体偶联药物临床应用安全共识（第1版）[J]. 现代泌尿外科杂志，2022，27（8）：628-634.

[5] 中国抗癌协会宫颈癌专业委员会，周晖，张丙忠，等. 妇科恶性肿瘤抗体偶联药物临床应用指南（2024年版）[J]. 中国实用妇科与产科杂志，2024，40（5）：516-525.

[6] 德曲妥珠单抗临床管理路径及不良反应处理共识专家组，王树森，般咏梅，等. 德曲妥珠单抗临床管理路径及不良反应处理中国专家共识（2024版）[J]. 中华肿瘤杂志，2024，46（4）：304–318.

[7] 夏凡，张晶晶，杭永付，等. 抗体药物偶联物相关眼毒性的研究进展[J]. 药物流行病学杂志，2023，32（9）：985–990.

[8] 中国医师协会肿瘤医师分会乳腺癌学组，中国抗癌协会国际医疗交流分会，袁芃，等. 中国乳腺癌抗体药物偶联物安全性管理专家共识[J]. 中华肿瘤杂志，2022，44（9）：913–927.

[9] 中华医学会肿瘤学分会乳腺肿瘤学组，中国乳腺癌靶向治疗药物安全性管理共识专家组. 中国乳腺癌靶向治疗药物安全性管理专家共识[J]. 中国癌症杂志，2019，29（12）：993–1006.

[10] Smith J, Johnson B, Roberts C. ADC Drug Therapy in Cancer Treatment [J]. Oncology Journal, 2023, 18 (4): 234–245.

[11] 单晴，刘霞，陈燕，等. 基于FAERS数据库的抗体药物偶联物相关间质性肺疾病不良事件信号挖掘[J]. 中国医院药学杂志，2024，44(15)：1795–1800，1815.

[12] 洪敏，赵小平，马璟. 抗体药物偶联物临床前安全性评价策略[J]. 中国药理学与毒理学杂志，2016，30(1)：7–12.

[13] 中华人民共和国国家卫生健康委员会. 新型抗肿瘤药物临床应用指导原则[EB/OL]. http://www.nhc.gov.cn/cms-search/xxgk/getManuscriptXxgk.htm?id=be9a91e2176e405e92977baaaad42438.（2025–01–07）[2025–02–07].